消化器外科手術 手術の基礎知識

イラストと動画で学ぶ手術の基本

■編集
上西紀夫
公立昭和病院 院長／東京大学名誉教授

正木忠彦
杏林大学医学部外科（消化器・一般外科）教授

■編集委員
上西紀夫
公立昭和病院 院長／東京大学名誉教授

正木忠彦
杏林大学医学部外科（消化器・一般外科）教授

山本雅一
東京女子医科大学医学部消化器外科学（消化器・一般外科）教授

遠藤　格
横浜市立大学医学部消化器・腫瘍外科学 教授

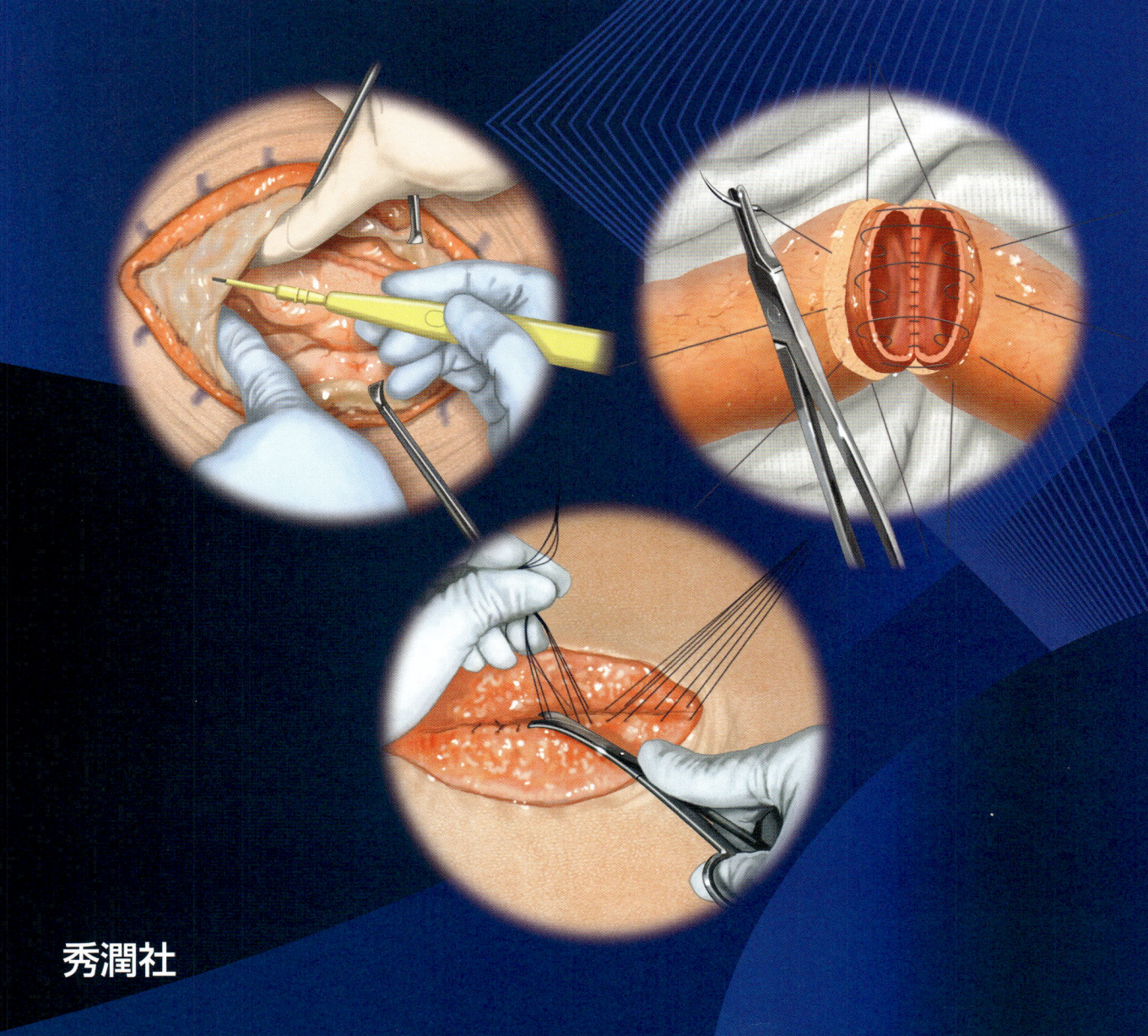

秀潤社

刊行にあたって

　外科医にとって，手術手技の向上は誰もが求め，悩む課題である．消化器外科の領域では，19世紀の終わり頃から胃の外科手術が始まり，今年で140年余りが過ぎようとしている．その間，様々な薬剤の登場や手術器具・手術機械が登場し，医療の現場は大きく発展・進歩を続けているが，日進月歩の医学の世界において，外科の基礎は手術であり王道であることは言うまでもない．

　外科医は常に学習・研究に励み，手技の研鑽を積み，目の前の患者の命を救うことが使命である．また，身に付けた知識と技術を後輩たちに伝えることも重要な役目である．外科医は，指導医や先輩医師の手技を見て学び，何度もトレーニングを行うことで技術を身に付けていく．そのような環境の中，経験の浅い若手外科医にとってわかりやすく解説された手術手技の入門書は，時代を問わず臨床の現場で常に必要とされている．

　シリーズ『ビジュアルサージカル　消化器外科手術』では，①上部消化管，②下部消化管，③肝臓・脾臓，④胆道・膵臓，⑤手術の基礎知識の全5部作の構成とした．本シリーズでは，ハイレベルな手技は扱わず，若手外科医がマスターすべき基本の標準手技のみを取り上げ，解説している．本書は，従来の文字中心の教科書的な手術書ではなく，直感的に理解できるよう，精巧で美しいイラストをダイナミックに掲載し，わが国トップクラスの外科医たちが習得した手技のコツやポイントを余すことなく紹介している．さらに，本書内で解説された手技の動画を，スマートフォンやタブレットで確認することができる．まさに，本（イラスト）と動画を効果的に用いた時代に合った新しい手術書と言える．

　キャリアの浅い外科医やこれから消化器外科専門医を目指す若手医師，さらに若手医師を指導する立場の医師も，経験豊富な執筆陣の手術手技とその基礎となる考え方を確認してほしい．必ずや今後の臨床現場で役立つと，編集委員一同確信している．

　最後に，シリーズの企画・編集に尽力いただいた編集委員の先生方と，多忙な診療の中，執筆し磨き上げた技術の伝授に労をお取りいただいた先生方，そして極めて短期間で発行までこぎつけていただいた学研メディカル秀潤社の谷口陽一氏に，厚く御礼を申し上げる．

2018年爽秋

編集委員を代表して

上西 紀夫

序　文

「ビジュアルサージカル」シリーズの最終巻となる『手術の基礎知識』をお届けする.

若手や専門医を目指す消化器外科医に向けて，これまで各領域における基本的な手術についての考え方や手技について，図表やイラストに加えてビデオを用いてわかりやすく解説してきた．しかしながら，これらの手術を安心，安全に行うためには共通した，そして基本的な知識が不可欠である．

消化器外科手術の中心は臓器の切離と再建である．解剖を熟知し，正しい層で臓器を剥離し，適切な部位で切除・切離すると同時に，胆管や膵管を含めた消化管の再建が必須となる．

そのためには，数ある手術道具の特性と役割を理解し正しく使用すること，手術を行いやすい術野を確保するための体位や開腹部位を選択すること，適切なドレーンの挿入と管理を行うことなど，基礎的な知識を習得することが必要である．これらによって，合併症を予防し，スムーズな術後経過，そして患者の QOL の維持，向上を図ることができる．

本書ではこれらの基礎知識に加えて，最近目覚ましく発達しているさまざまな器械・機器についても，その原理を含めて詳しく解説するとともに，ビデオでもわかりやすく示している．これらの器機の優れた特性を理解することにより，スムーズでスピーディな手術が可能となる．しかしその一方で，器機の操作を誤ると予期せぬ重大な合併症を引き起こすことになる．ついつい器機に頼りがちになりやすい傾向があるが，もって肝に銘じるべきことと思う．

いずれにしても手術の基礎は手技と道具から成り立っている．それぞれの基本的な知識の習得が治療成績を左右するといっても過言ではない．本書がその目的のために役立つことを祈り，そして確信している．

最後になるが，本書の編集・制作にあたり，大変丁寧に，そして細かな点について詳しく解説していただき，画像を提供していただいた執筆者の先生方，そしてさまざまな注文に快く応じていただいた学研メディカル秀潤社の谷口陽一氏に，心より感謝を申し上げます．

2019 年 8 月

公立昭和病院 院長／東京大学名誉教授

上西 紀夫

杏林大学医学部外科（消化器・一般外科）　教授

正木 忠彦

本書の読み方

手術イラストと解説文で手術の知識を学ぶ!

消化器外科医として知っておくべき手術の基礎知識を，イラストを中心に解説します．手術道具の特性や正しい使用方法，術野確保のための正しい体位，ドレーンの挿入・管理，手術器械・機器の操作法などを美麗なイラストから直感的に学ぶことができます．手術のための基礎知識を身につけましょう！

Step 1

知識のゴールで
マスターすべきことを知る

理解すべき手術の基礎知識を確認する．

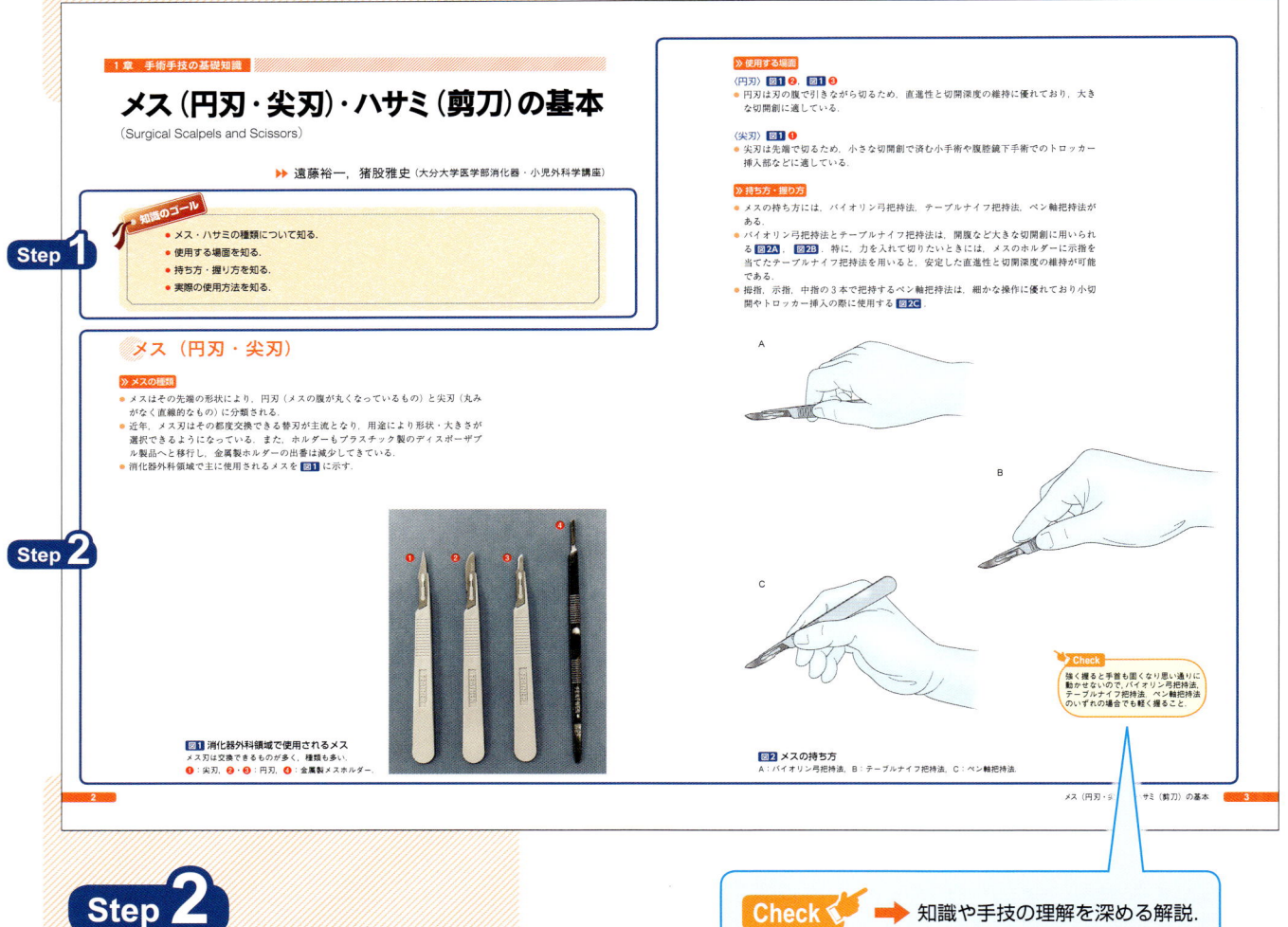

Step 2

基礎知識について知る

手術に必要な基礎知識をハイクオリティなイラストと第一線で活躍する医師が紹介する解説から学ぶ．

Check 👉 ➡ 知識や手技の理解を深める解説．

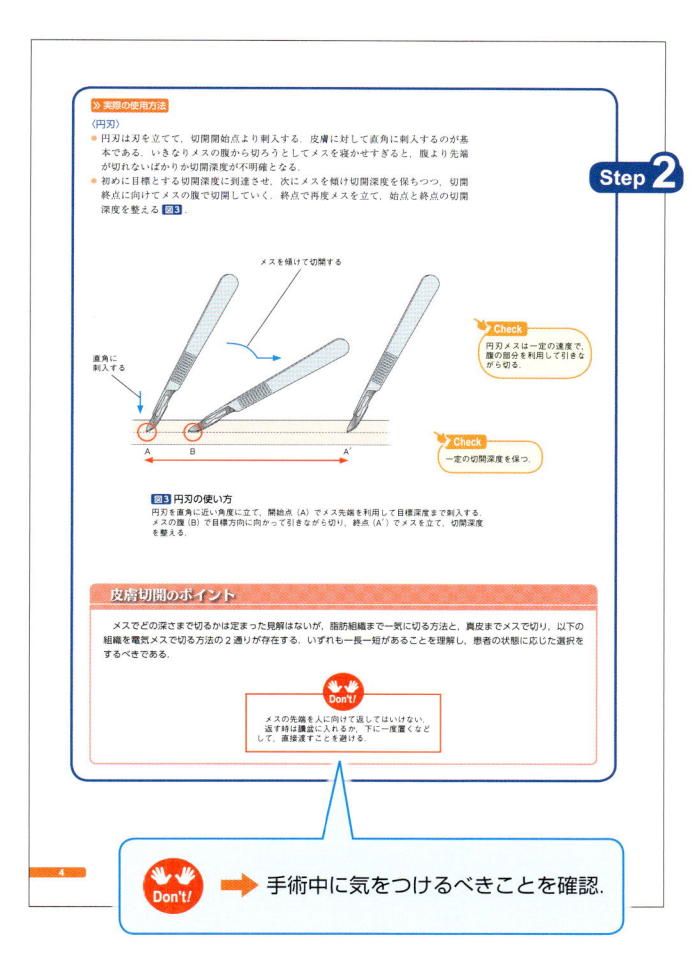

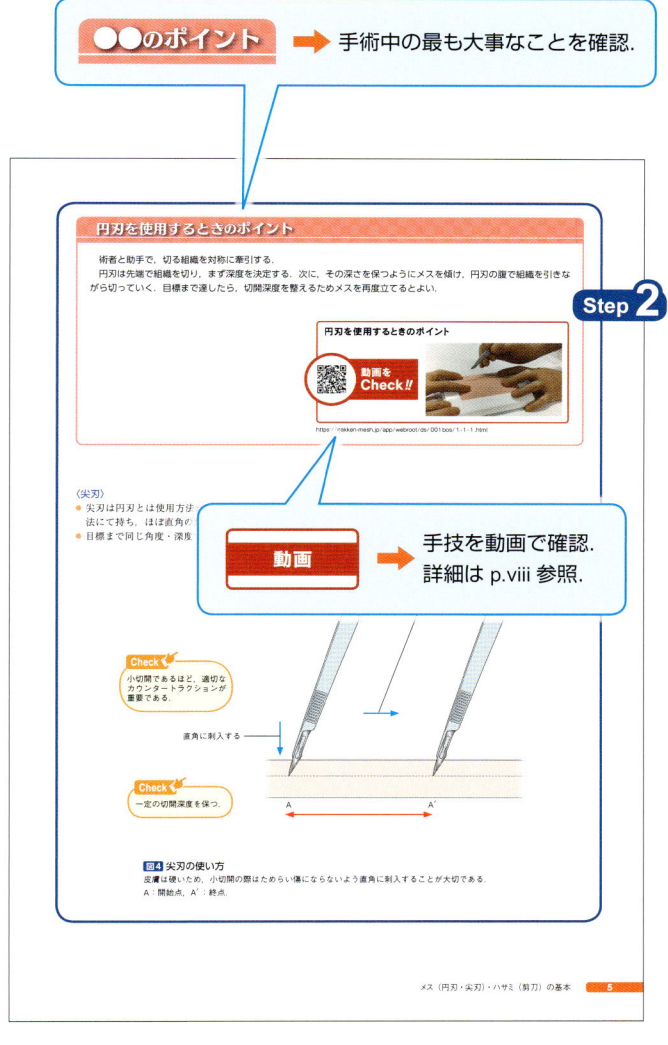

●●のポイント → 手術中の最も大事なことを確認.

Step 2

>> 実際の使用方法

〈円刃〉
- 円刃は刃を立てて，切開開始点より刺入する．皮膚に対して直角に刺入するのが基本である．いきなりメスの腹から切ろうとしてメスを寝かせすぎると，腹より先端が切れないばかりか切開深度が不明確となる．
- 初めに目標とする切開深度に到達させ，次にメスを傾け切開深度を保ちつつ，切開終点に向けてメスの腹で切開していく．終点で再度メスを立て，始点と終点の切開深度を整える（図3）．

メスを傾けて切開する

直角に刺入する

A B A'

Check: 円刃メスは一定の速度で，腹の部分を利用して引きながら切る．

Check: 一定の切開深度を保つ．

図3 円刃の使い方
円刃を直角に近い角度に立て，開始点（A）でメス先端を利用して目標深度まで刺入する．メスの腹（B）で目標方向に向かって引きながら切り，終点（A'）でメスを立て，切開深度を整える．

皮膚切開のポイント

メスでどの深さまで切るかは定まった見解はないが，脂肪組織まで一気に切る方法と，真皮までメスで切り，以下の組織を電気メスで切る方法の2通りが存在する．いずれも一長一短があることを理解し，患者の状態に応じた選択をするべきである．

Don't!: メスの先端を人に向けて返してはいけない．返す時は膿盆に入れるか，下に一度置くなどして，直接渡すことを避ける．

Don't! → 手術中に気をつけるべきことを確認.

Step 2

円刃を使用するときのポイント

術者と助手で，切る組織を対称に牽引する．
円刃は先端で組織を切り，まず深度を決定する．次に，その深さを保つようにメスを傾け，円刃の腹で組織を引きながら切っていく．目標まで達したら，切開深度を整えるためメスを再度立てるとよい．

円刃を使用するときのポイント
動画をCheck!!
https://nikken-mesh.jp/app/webroot/ds/001bos/1-1-1.html

動画 → 手技を動画で確認. 詳細は p.viii 参照.

〈尖刃〉
- 尖刃は円刃とは使用方法…法にて持ち，ほぼ直角の…
- 目標まで同じ角度・深度…

Check: 小切開であるほど，適切なカウンタートラクションが重要である．

直角に刺入する

Check: 一定の切開深度を保つ．

A A'

図4 尖刃の使い方
皮膚は硬いため，小切開の際はためらい傷にならないよう直角に刺入することが大切である．
A：開始点，A'：終点．

メス（円刃・尖刃）・ハサミ（剪刀）の基本

Step 3

起こりやすい合併症

① 創部感染
創部感染の原因は，大きく患者側の要因と医療者側の要因に分けられる．
患者側の要因は，低栄養や糖尿病，肥満，透析，ステロイド投与などが挙げられる．医療者側の要因は，術中の消化液や便汁による創部の汚染，閉腹時の糸の選択や縫合方法などが挙げられる．
創部感染の予防は，基本的にCDC（アメリカ疾病管理予防センター：Centers for Disease Control and Prevention）の「SSI防止ガイドライン」を参考にしている．術前の対策としては，禁煙，手術直前のクリッパーによる除毛，執刀1時間前の抗菌薬投与などがある．術中の対策としては，創縁ドレープの使用，3時間ごとの抗菌薬投与，閉腹前の手袋の交換，創部の洗浄，閉腹時専用の手術器械の使用などがある．腹壁の縫合は，モノフィラメントの吸収糸を使用し，血流障害が起きないようなpitchとbiteで縫合を行う．術後の対策は，創部に消毒薬を使用せず，血糖値が200 mg/dLを超えないようにコントロールを行うことが大切である．

② 創部離開
皮下組織が感染し膿瘍を形成した場合や，血流障害などの組織の状態によって創が癒合しないことがある．
膿瘍があれば排膿ドレナージや毎日の洗浄が必要となり，血流障害で組織が壊死している場合はデブリードメントが必要となることがある．縫合糸が感染の原因である場合は抜糸が必要となるが，抜糸による腹壁離開に注意が必要である．
創部の状態が改善すると自然と創は癒合するが，良い肉芽が確認できたら再縫合してもよい．

③ 腹壁離開
筋層が感染し膿瘍を形成した場合や血流障害により，筋層が癒合せず臓器が見えるようになることがある．
腹壁離開を認めた場合は速やかに再縫合する必要があるが，重度の感染がある場合などは筋層の縫合までにとどめ，感染が沈静化してから表皮の縫合を行う．

④ 腹壁瘢痕ヘルニア
表皮と皮下組織は癒合して筋層のみ離開し，腸管などの臓器が筋層を越えて脱出することがある．創部離開，腹壁離開と同様の原因により離開する場合と，術後早期に腹圧がかかるような動作により発症する．
技術的な要素で予防はある程度可能であるが，術後の生活の仕方を患者に説明する必要がある．癒合した腹壁が切離前の強力に回復するまで約1年必要であるため，そのことを念頭にスポーツなど運動の開始時期を説明するとよい．

⑤ 臓器損傷
開腹時には当然，臓器に切り込まないように注意が必要である．開腹の既往がある場合は，術前検査として腹部超音波検査で癒着の評価をする．
閉腹時には臓器を接合面に挟み込んだり，針で臓器を刺通したりしないように十分に気をつけて運針をすることが必要となる．

⑥ 癒着性腸閉塞
創部は大網や腸管が術後に癒着することがあり，それが原因で腸閉塞となることがある．
癒着の予防のためには，大網が残存している場合は腸管を大網で覆ったり，癒着防止フィルムを貼付したりすることも有用である．

文献
1）佐藤達夫. 臓側筋膜の局所解剖. 日臨外医会誌 1995; 56: 2253-72.
2）手塚 徹, 安田秀喜, 山崎将人, ほか. 開腹と閉腹. 消化器外科 2005; 28: 1331-42.
3）須並英二, 北山丈二, 名川弘一. 外科概論 開腹・閉腹. 外科 2009; 71: 1257-60.

Step 3

術中・術後にすべきことを知る

手技を行う上で気をつけなくてはならない合併症などについて理解することで，緊急時の対応を身につける.

動画の見方

手術のなかで最も重要となるシーンは，イラストと文章だけでなく，動画でも確認できます．術者・助手の動きやタイミング，手術の流れを学ぶことができます．本書の図解と動画を併せて確認すれば，理解度がさらにアップします！

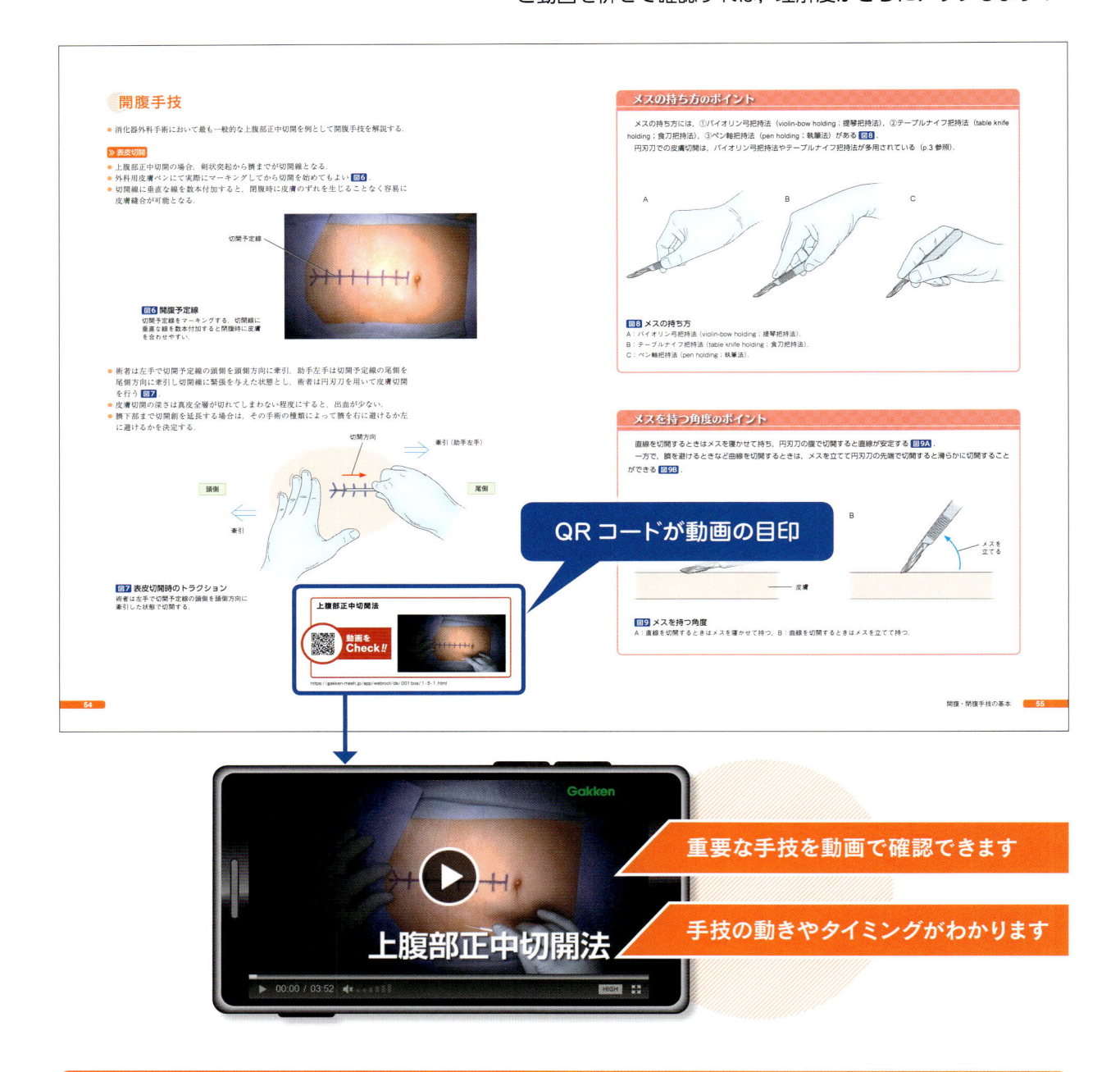

QR コードが動画の目印

重要な手技を動画で確認できます

手技の動きやタイミングがわかります

※動画に関する著作権は，すべて株式会社学研メディカル秀潤社に帰属します．本動画の内容の一部または全部を許可なく転載，改変，引用することを禁じます．

閲覧環境

- ●パソコン（Windows または Macintosh のいずれか） ●Android OS 搭載のスマートフォン/タブレット端末 ●iOS 搭載の iPhone/iPad など
- ・OS のバージョン，再生環境，通信回線の状況によっては，動画が再生されないことがありますが，ご了承ください．
- ・各種のパソコン・端末の OS やアプリの操作に関しては，弊社では一切サポートいたしません．
- ・通信費などは，ご自身でご負担ください．
- ・パソコンや端末の使用に関して何らかの損害が生じたとしても，弊社は責任を負わないものとします．各自の自己責任でご対処ください．

QR コードリーダーの設定で，OS の標準ブラウザを選択することをお勧めします．

動画システム環境についてのお問い合せは，med-hensyu@gakken.co.jp までお願いします．

動画の再生について

動画の再生には，トップメニューから動画を選択する方法と，直接動画を確認する方法の2つがあります．

 **A** トップメニューから順番に動画を確認

 ◀ **トップメニューの QR コード**

[URL] https://gakken-mesh.jp/app/webroot/ds/001bos/index.html

※このサイトへのリンクを禁じます

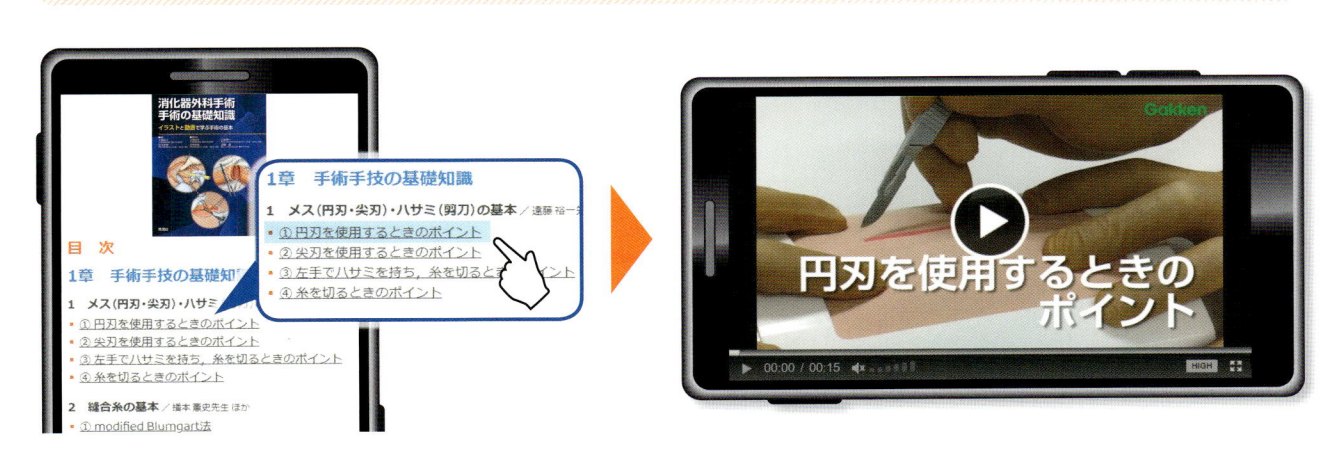

上記の QR コードをスマートフォンの QR コードリーダーで読み取るか，ご使用のブラウザに上記の URL を直接入力すると，動画のトップメニュー画面にジャンプします．目次の中から希望の手技を確認できます．

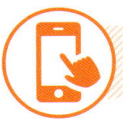 **B** QR コードから直接動画を確認

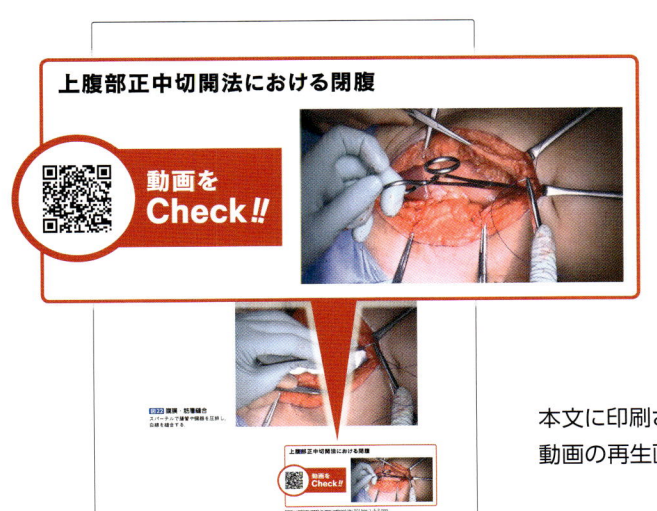

本文に印刷された QR コードをスマートフォンの QR コードリーダーで読み取ると，動画の再生画面にジャンプします．本文の解説と併せて手技を確認できます．

▶ は動画がある項目です

執筆者一覧

● 編集

上西　紀夫　　公立昭和病院　院長 ／ 東京大学名誉教授
正木　忠彦　　杏林大学医学部外科（消化器・一般外科）　教授

● 編集委員

上西　紀夫　　公立昭和病院　院長 ／ 東京大学名誉教授
正木　忠彦　　杏林大学医学部外科（消化器・一般外科）　教授
山本　雅一　　東京女子医科大学医学部消化器外科学（消化器・一般外科）　教授
遠藤　　格　　横浜市立大学医学部消化器・腫瘍外科学　教授

● 執筆者

遠藤　裕一　　大分大学医学部消化器・小児外科学講座　講師
猪股　雅史　　大分大学医学部消化器・小児外科学講座　教授
播本　憲史　　群馬大学大学院総合外科学講座肝胆膵外科学分野　講師
新木健一郎　　群馬大学大学院総合外科学講座肝胆膵外科学分野
調　　　憲　　群馬大学大学院総合外科学講座肝胆膵外科学分野　教授
石田　晶玄　　東北大学大学院医学系研究科消化器外科学
大塚　英郎　　東北大学大学院医学系研究科消化器外科学　院内講師
海野　倫明　　東北大学大学院医学系研究科消化器外科学　教授
前田耕太郎　　藤田医科大学病院国際医療センター　センター長・教授
花井　恒一　　藤田医科大学総合消化器外科　臨床教授
小出　欣和　　藤田医科大学総合消化器外科　講師
大嶋　陽幸　　東邦大学医学部医学科外科学講座一般・消化器外科
島田　英昭　　東邦大学医学部医学科外科学講座一般・消化器外科　教授 ／
　　　　　　　東邦大学大学院消化器外科学講座　教授 ／ 東邦大学大学院臨床腫瘍学講座　教授
木下　敬弘　　国立がん研究センター東病院胃外科　胃外科長
斉田　芳久　　東邦大学医療センター大橋病院外科　教授
長尾さやか　　東邦大学医療センター大橋病院外科
榎本　俊行　　東邦大学医療センター大橋病院外科　講師
吉敷　智和　　杏林大学医学部外科（消化器・一般外科）
森　　俊幸　　杏林大学医学部外科（消化器・一般外科）　教授

（執筆順，敬称略）

1章

手術手技の基礎知識

1. メス（円刃・尖刃）・ハサミ（剪刀）の基本
2. 縫合糸の基本
3. ドレーンの基本
4. 基本的な手術体位
5. 開腹・閉腹手技の基本

メス（円刃・尖刃）・ハサミ（剪刀）の基本

（Surgical Scalpels and Scissors）

▶▶ 遠藤裕一，猪股雅史（大分大学医学部消化器・小児外科学講座）

- メス・ハサミの種類について知る.
- 使用する場面を知る.
- 持ち方・握り方を知る.
- 実際の使用方法を知る.

メス（円刃・尖刃）

≫ メスの種類

- メスはその先端の形状により，円刃（メスの腹が丸くなっているもの）と尖刃（丸みがなく直線的なもの）に分類される.
- 近年，メス刃はその都度交換できる替刃が主流となり，用途により形状・大きさが選択できるようになっている. また，ホルダーもプラスチック製のディスポーザブル製品へと移行し，金属製ホルダーの出番は減少してきている.
- 消化器外科領域で主に使用されるメスを 図1 に示す.

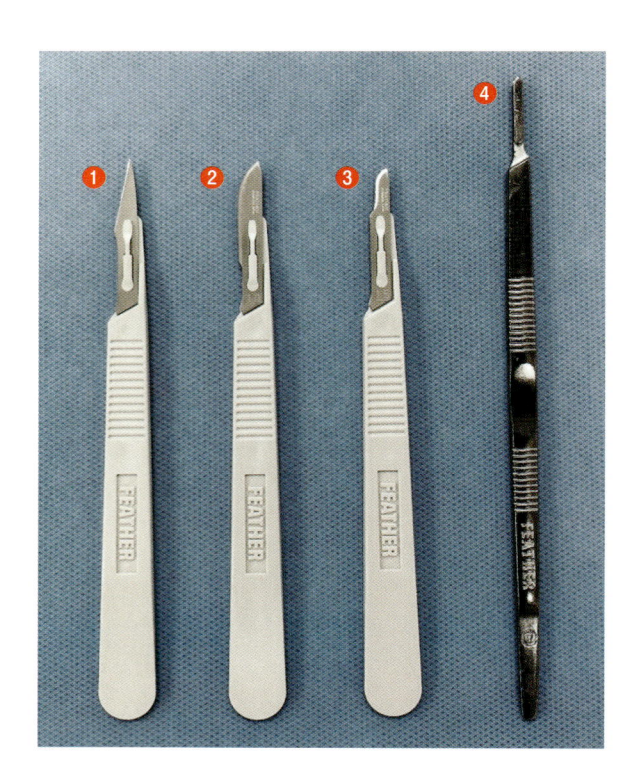

図1 消化器外科領域で使用されるメス
メス刃は交換できるものが多く，種類も多い.
❶：尖刃，❷・❸：円刃，❹：金属製メスホルダー.

≫ 使用する場面

〈円刃〉 図1 ②, 図1 ③

● 円刃は刃の腹で引きながら切るため,直進性と切開深度の維持に優れており,大きな切開創に適している.

〈尖刃〉 図1 ①

● 尖刃は先端で切るため,小さな切開創で済む小手術や腹腔鏡下手術でのトロッカー挿入部などに適している.

≫ 持ち方・握り方

● メスの持ち方には,バイオリン弓把持法,テーブルナイフ把持法,ペン軸把持法がある.

● バイオリン弓把持法とテーブルナイフ把持法は,開腹など大きな切開創に用いられる 図2A , 図2B .特に,力を入れて切りたいときには,メスのホルダーに示指を当てたテーブルナイフ把持法を用いると,安定した直進性と切開深度の維持が可能である.

● 拇指,示指,中指の3本で把持するペン軸把持法は,細かな操作に優れており小切開やトロッカー挿入の際に使用する 図2C .

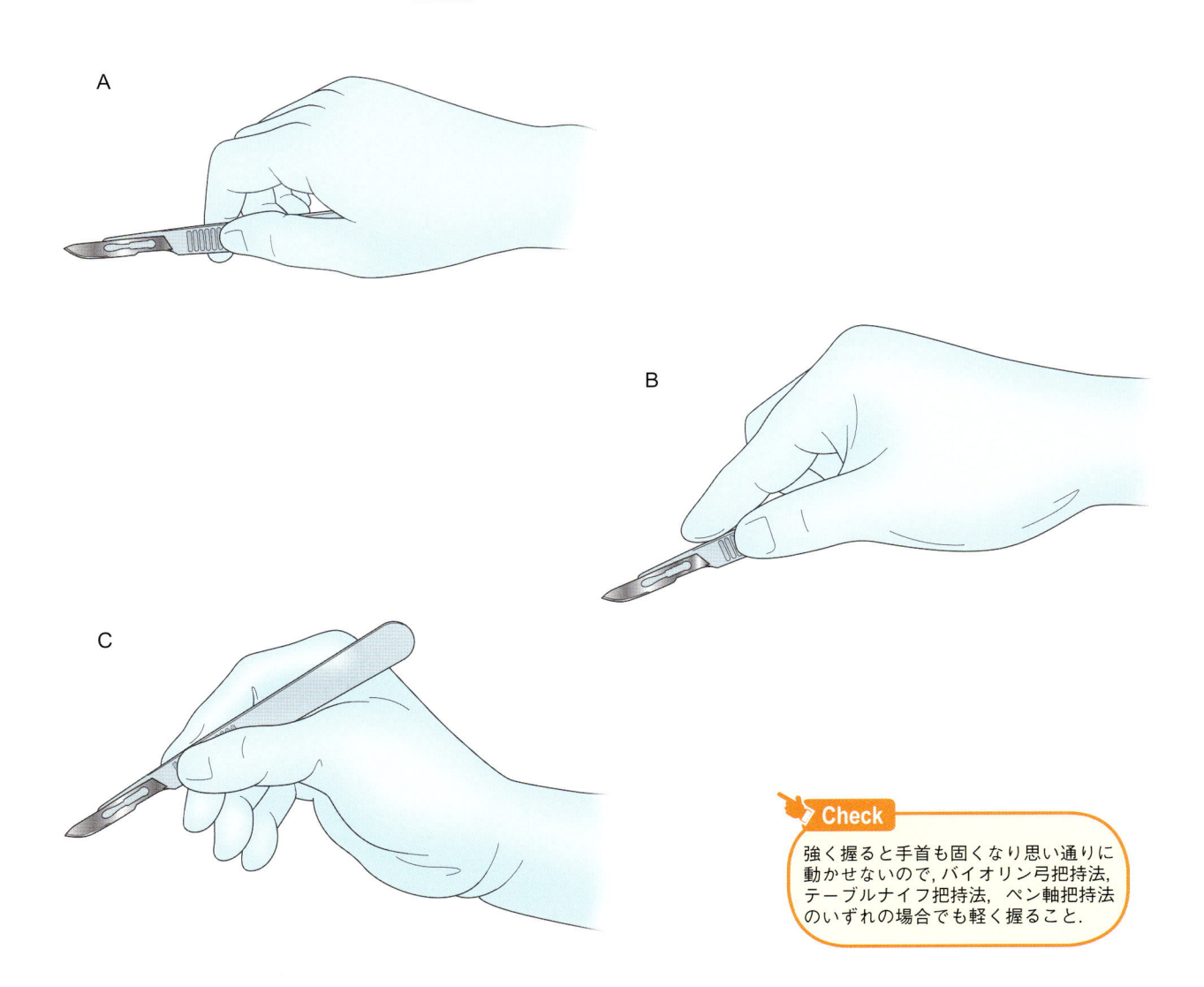

Check

強く握ると手首も固くなり思い通りに動かせないので,バイオリン弓把持法,テーブルナイフ把持法,ペン軸把持法のいずれの場合でも軽く握ること.

図2 メスの持ち方

A:バイオリン弓把持法,B:テーブルナイフ把持法,C:ペン軸把持法.

〈円刃〉
- 円刃は刃を立てて，切開開始点より刺入する．皮膚に対して直角に刺入するのが基本である．いきなりメスの腹から切ろうとしてメスを寝かせすぎると，腹より先端が切れないばかりか切開深度が不明確となる．
- 初めに目標とする切開深度に到達させ，次にメスを傾け切開深度を保ちつつ，切開終点に向けてメスの腹で切開していく．終点で再度メスを立て，始点と終点の切開深度を整える **図3** ．

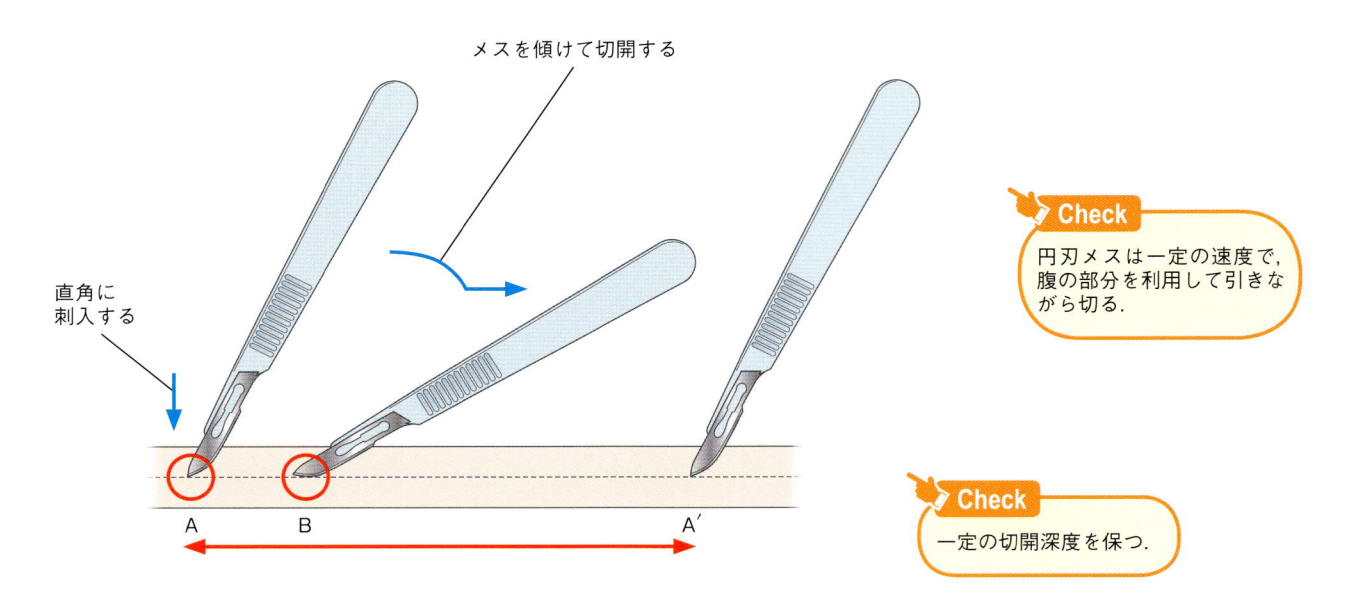

メスを傾けて切開する

直角に刺入する

A　B　A′

Check
円刃メスは一定の速度で，腹の部分を利用して引きながら切る．

Check
一定の切開深度を保つ．

図3 円刃の使い方
円刃を直角に近い角度に立て，開始点（A）でメス先端を利用して目標深度まで刺入する．メスの腹（B）で目標方向に向かって引きながら切り，終点（A′）でメスを立て，切開深度を整える．

皮膚切開のポイント

　メスでどの深さまで切るかは定まった見解はないが，脂肪組織まで一気に切る方法と，真皮までメスで切り，以下の組織を電気メスで切る方法の2通りが存在する．いずれも一長一短があることを理解し，患者の状態に応じた選択をするべきである．

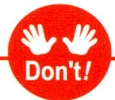
Don't!
メスの先端を人に向けて返してはいけない．返す時は膿盆に入れるか，下に一度置くなどして，直接渡すことを避ける．

円刃を使用するときのポイント

術者と助手で，切る組織を対称に牽引する．

円刃は先端で組織を切り，まず深度を決定する．次に，その深さを保つようにメスを傾け，円刃の腹で組織を引きながら切っていく．目標まで達したら，切開深度を整えるためメスを再度立てるとよい．

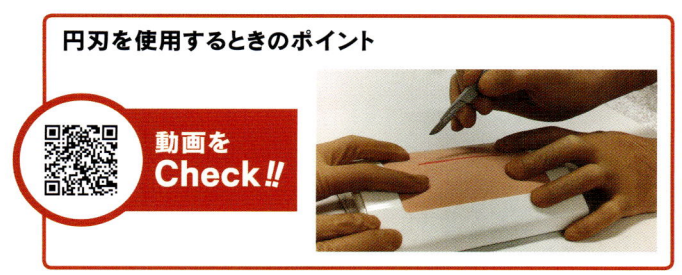

円刃を使用するときのポイント

動画を Check!!

https://gakken-mesh.jp/app/webroot/ds/001 bos/1-1-1.html

〈尖刃〉
- 尖刃は円刃とは使用方法が異なる．尖刃は刃の先端しか切れないため，ペン軸把持法にて持ち，ほぼ直角の角度で刺入する．
- 目標まで同じ角度・深度で切開する 図4 ．

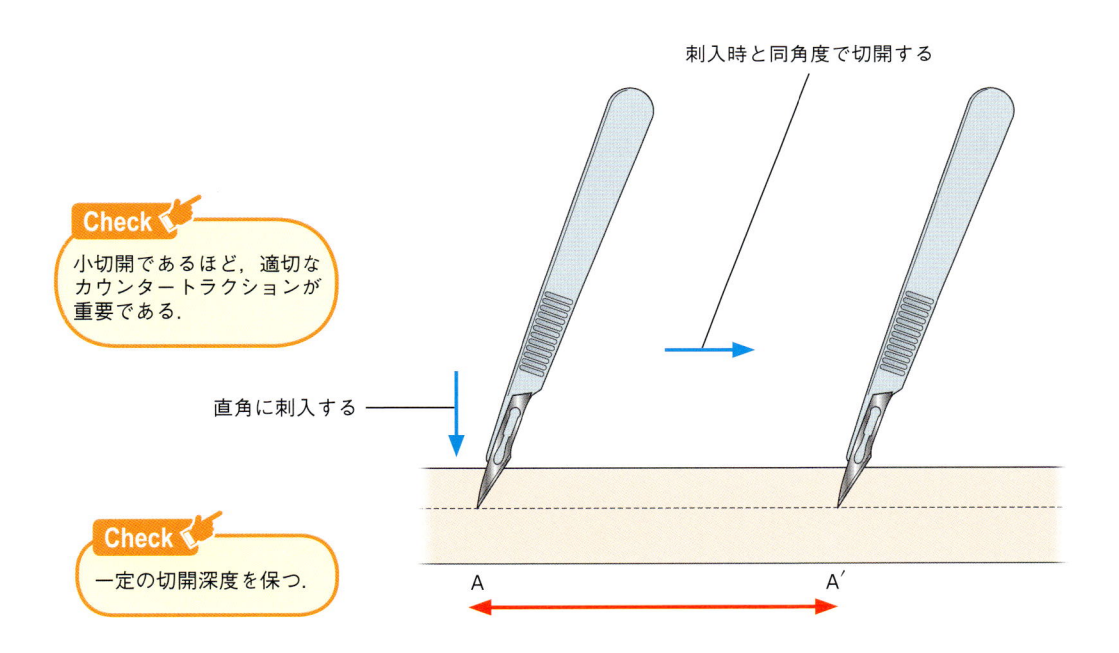

刺入時と同角度で切開する

Check
小切開であるほど，適切なカウンタートラクションが重要である．

直角に刺入する

Check
一定の切開深度を保つ．

A   A′

図4 尖刃の使い方
皮膚は硬いため，小切開の際はためらい傷にならないよう直角に刺入することが大切である．
A：開始点，A′：終点．

尖刃で切開するときのポイント

　小切開のためテンションがかかりにくいためであろうが，尖刃でジグザグに切る医師がいる．この切り方では切開線と深度が一定とならず，また出血のリスクも増加するため危険である **図5**．

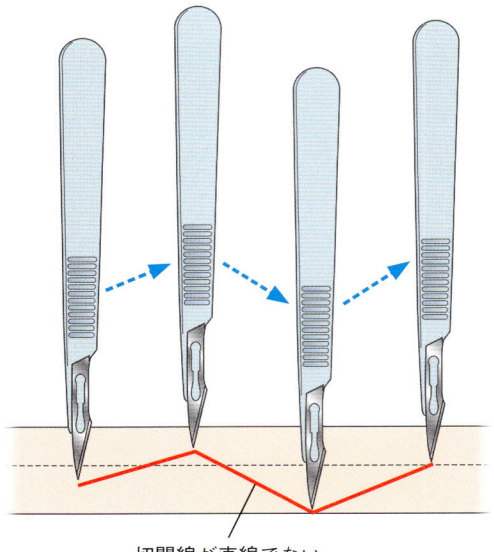

切開線が直線でない

図5 尖刃でのジグザクな切り方
切開深度が一定せず，切開線も直線になりにくい．

尖刃を使用するときのポイント

　尖刃は小切開に使うことが多いため，組織の牽引がより重要となる．
　術者・助手で組織を十分に牽引し，尖刃の先端部分で引きながら目標まで切っていくことが重要である．

尖刃を使用するときのポイント

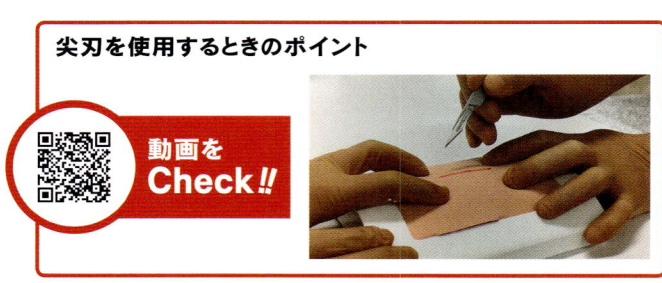

動画を
Check!!

https://gakken-mesh.jp/app/webroot/ds/001bos/1-1-2.html

ハサミ（剪刀）

● ハサミは先端の形状や太さにより分類される．先端が真っ直ぐな（平らな）直剪刀（雑剪），先端が彎曲し薄くなったクーパー（Cooper）剪刀，クーパー剪刀より先端が細くなったメイヨー（Mayo）剪刀，さらに先端が細く薄くなったメッツェンバウム（Metzenbaum）剪刀がある 図6．

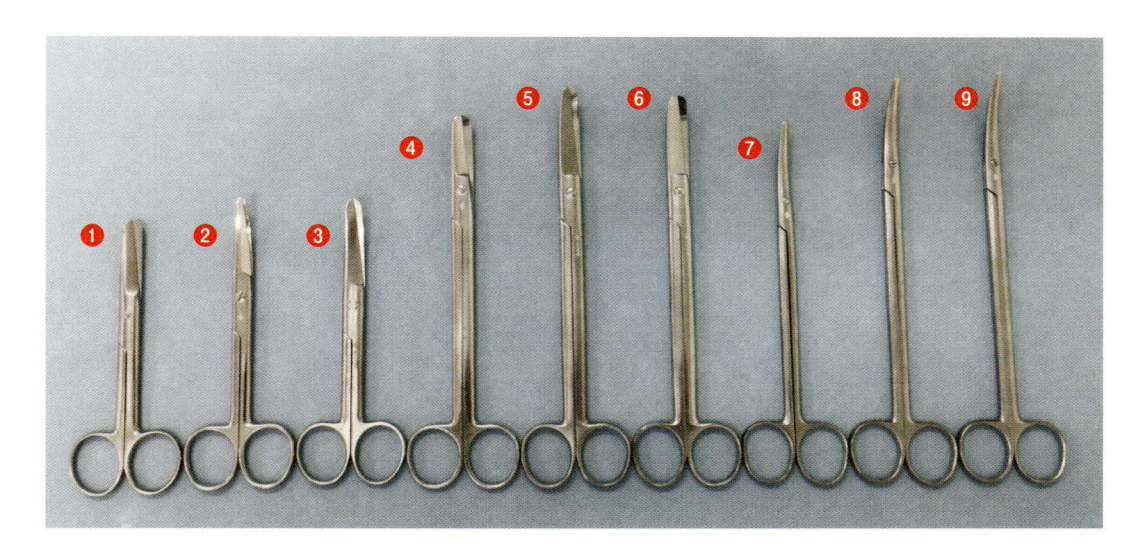

図6 ハサミ（剪刀）の種類
❶：直剪刀，❷：メイヨー剪刀，❸〜❻：クーパー剪刀，
❼〜❾：メッツェンバウム剪刀．
同じクーパー剪刀やメッツェンバウム剪刀でも長さや先端形状がわずかに異なっており，手術の状況や好みにより使い分けられている．

> **Check**
> メイヨー剪刀とメッツェンバウム剪刀は，先端形状はいずれも似ているが，厚みが違い使用用途が異なる．

≫ 使用する場面

〈**直剪刀（雑剪）**〉 図6 ❶
● 先端が直で太いため，繊細な作業には適していない．
● 医療用物品を切る際や標本整理に使用されることが多い．

〈**クーパー剪刀**〉 図6 ❸〜❻
● 先端が丸くなっており組織を痛めにくいため，癒着剥離などの鈍的操作に適している．
● 組織の切離や糸を切る際にも使用される．

〈**メイヨー剪刀**〉 図6 ❷
● メッツェンバウム剪刀とよく似ているが，先端がやや厚くなっている．そのため，しっかりした組織を切離する際に使用される（腱膜や靭帯など）．
● 整形外科領域で使用されることが多い．

〈**メッツェンバウム剪刀**〉 図6 ❼〜❾
● 先端が丸くて細く薄いため，繊細な作業に適している．
● 血管周囲の剥離や切離，リンパ節郭清に使用される．

● ハサミを持つときには拇指と中指（または薬指）を輪の中に入れ，示指を脚に軽くあ
てがう 図7 .

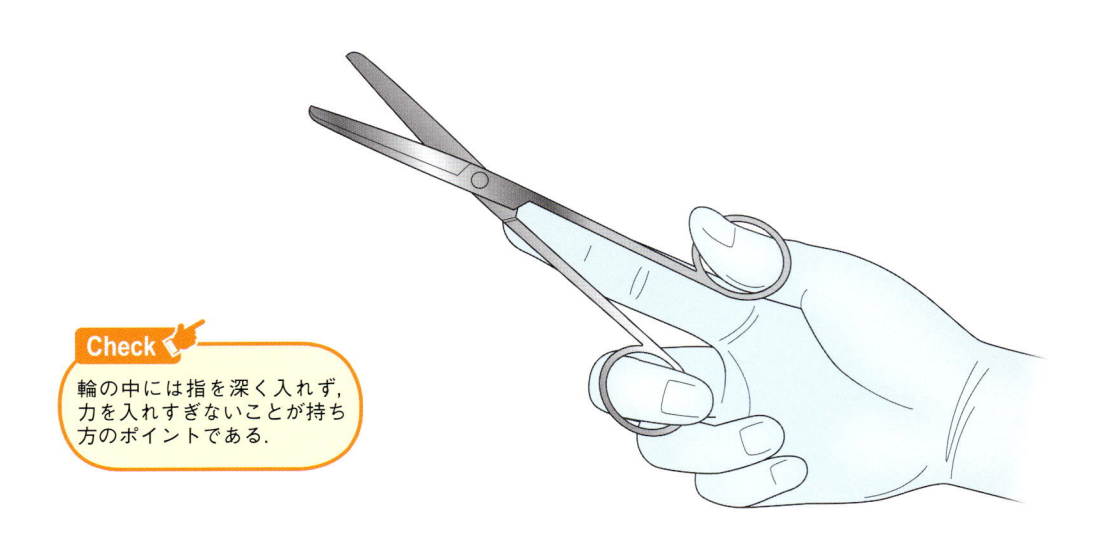

> **Check**
> 輪の中には指を深く入れず，力を入れすぎないことが持ち方のポイントである．

図7 ハサミの持ち方

● 彎剪刀では，彎曲した側を手の甲方向に向けて持つ 図8 .

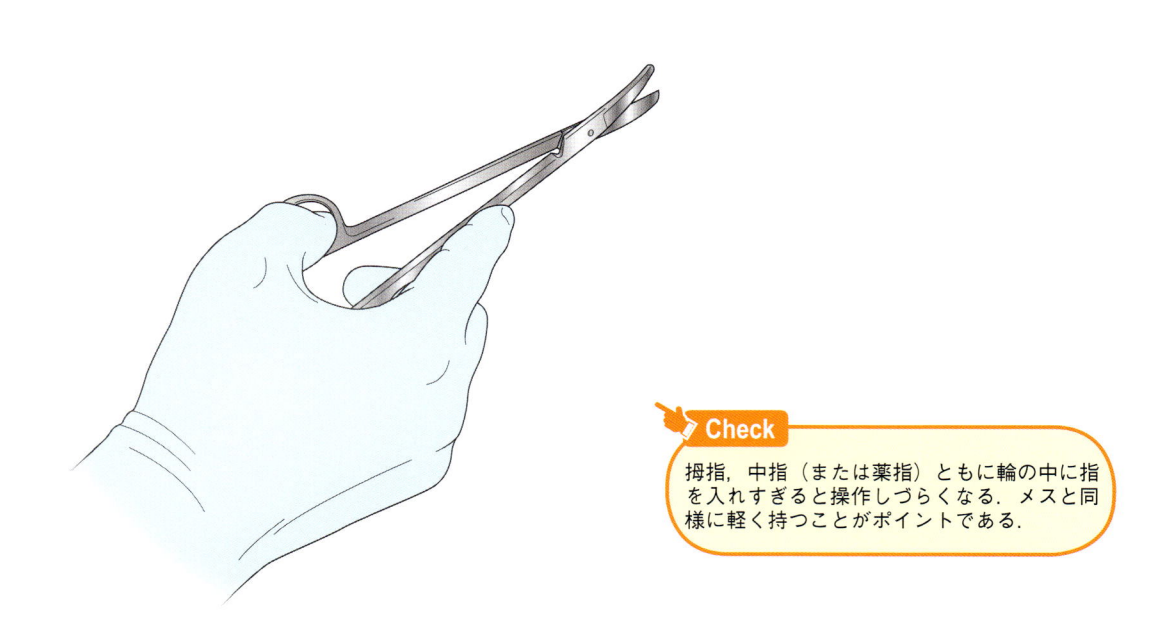

> **Check**
> 拇指，中指（または薬指）ともに輪の中に指を入れすぎると操作しづらくなる．メスと同様に軽く持つことがポイントである．

図8 彎剪刀の持ち方（クーパー剪刀）

≫ 実際の使用方法

- 通常，ハサミは右手用に作られているため，普通に握れば刃が隙間なく接してこすり合わせるようにできている．
- 左手で持つ場合は，刃に隙間ができないようにこすり合わせるように握る（拇指を手掌側にひきつける感じ）ことが必要である．

左手でハサミを持ち，糸を切るときのポイント

　ハサミを左手で持って切る場合，右手と同じ感覚で切ると上手くいかない．右手で持って切る際に無意識に行っている刃をこすり合わせる動作が必要となる．具体的には，ハサミの輪に通した拇指を手掌側に引き寄せながら切ることがポイントである．

　一度感覚をつかんでしまえば，少し意識するだけで切れるようになる．

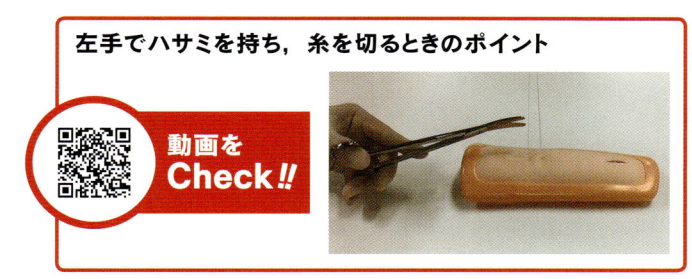

左手でハサミを持ち，糸を切るときのポイント

動画をCheck!!

https://gakken-mesh.jp/app/webroot/ds/001bos/1-1-3.html

- ハサミの使用方法には，剥離操作と糸切り操作がある．どちらの操作でも持ち方の基本は同様であるが，手術部位や深さ，組織の脆弱性により適宜持ち方を変える必要がある．

〈剥離操作〉
- 癒着剥離では，層がはっきりしていればクーパー剪刀の先端で鈍的に剥離を行うことが可能である．
- 層に沿って鈍的剥離を行うことは，出血なくかつ効率的に手術を進めることができ，必ず習得しておきたい消化器外科手術の基本手技の一つである．

〈糸切り操作〉
- ハサミの先端1cm以内で切ることが多い．これはハサミを大きく開くことによって生じる副損傷を防ぐことと，同部が最も鋭利であるためである．
- 雑なものを切るときは，力の加わりやすいハサミの奥（支点に近いところ）で切るようにするとハサミを長持ちさせることができる．
- また，糸を切るときは，助手であれば必ず術者に切る糸の位置と結紮点からの距離がわかるようにハサミを傾け，必ず目視しながら切るようにする．

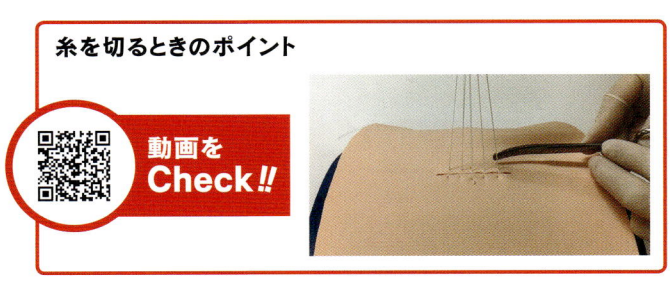

糸を切るときのポイント

動画をCheck!!

https://gakken-mesh.jp/app/webroot/ds/001bos/1-1-4.html

文 献

1）宇田川晴司．刃物のあて方，鉗子の使い方，鋏の使い方．消化器外科 2010; 33: 277-85.

縫合糸の基本

（Sutures and Suturing Techniques）

▶▶ 播本憲史，新木健一郎，調 憲（群馬大学大学院総合外科学講座肝胆膵外科学分野）

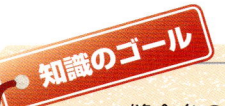 **知識のゴール**

- 縫合糸の種類を理解する．
- 場面ごとに適切な縫合糸を使用できる．
- さまざまな縫合や吻合（Albert-Lembert 縫合，Gambee 縫合，膵空腸吻合，胆管空腸吻合）により，縫合糸を使い分けることができる．

≫ 縫合糸の種類

- 縫合糸の分類を **図1** に示す．
- 縫合糸は，表面がコートされているか，抗菌薬が入っているか，針が引き抜けるか，などでさらに細分化される．

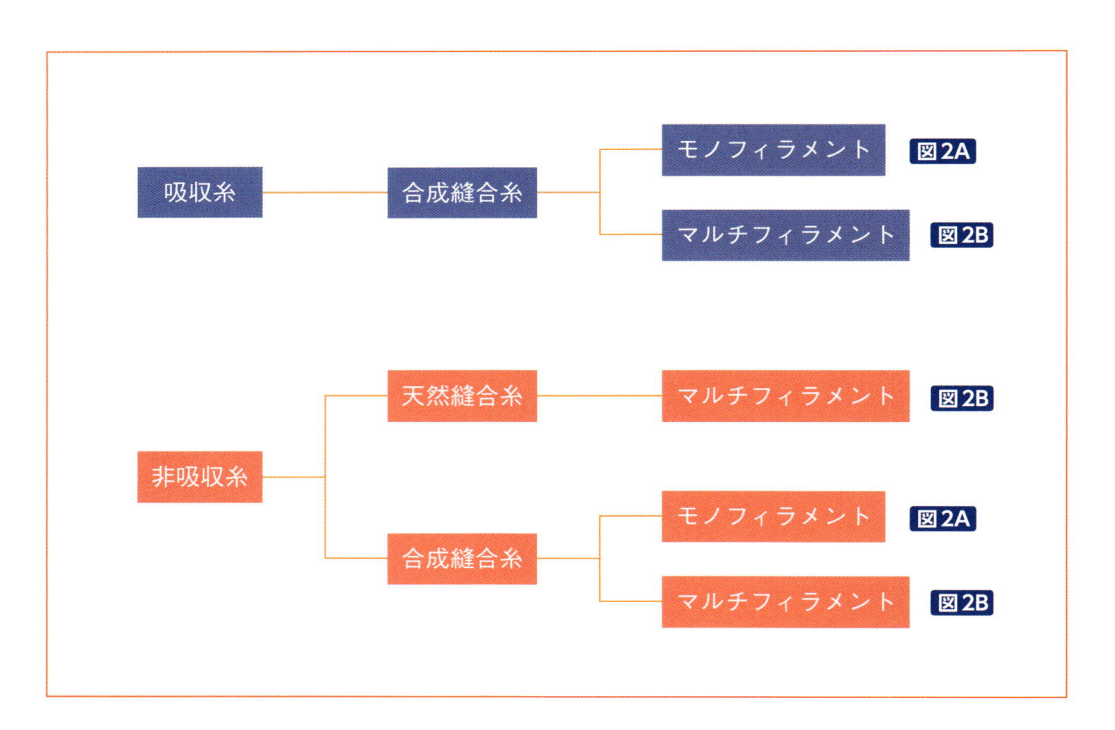

図1 縫合糸の分類
吸収糸は，天然素材のものが販売されておらず，合成素材のモノフィラメントあるいはマルチフィラメントがある．
非吸収糸の天然素材のマルチフィラメントは絹糸である．

- モノフィラメント **図2A** は，文字どおり単糸でできており，感染に強く，組織通過性が良いとされる．
- マルチフィラメント（ブレイド）**図2B** は，複数のフィラメントを編み込んだもので，糸の結び目がほどけにくいとされる．

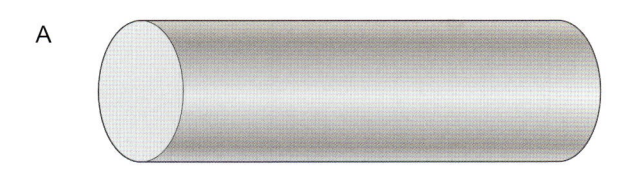
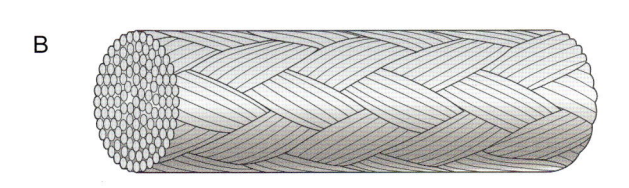

図2 モノフィラメントとマルチフィラメント（ブレイド）
A：モノフィラメント，B：マルチフィラメント．

- 各メーカーからさまざまな縫合糸が販売されているが，糸の結びやすさの違いもあるので，手術では自身が使い慣れた縫合糸を使うのが一番である．
- 現在販売されている主な吸収糸の抗張力残留度を **表1** に，縫合糸の直径を **表2** に示す．

表1 主な吸収糸の抗張力残留度（2019 年 5 月現在）

種類	商品名	残留抗張力		吸収期間
モノフィラメント	VICRYL RAPIDE®	50%（5 日）	0%（2 週間）	約 42 日
	PDS® II	80%（2 週間）	70%（4 週間）	約 182 ～ 238 日
	BIOSYN®	75%（2 週間）	40%（3 週間）	約 90 ～ 110 日
マルチフィラメント（ブレイド）	POLYSORB®	80%（2 週間）	30%（3 週間）	約 56 ～ 70 日
	VICRYL®	75%（2 週間）	25%（4 週間）	約 56 ～ 70 日

表2 縫合糸の直径（2019 年 5 月現在）

USP サイズ	縫合糸の直径（mm）	
	最小	最大
5-0	0.10	0.149
4-0	0.15	0.199
3-0	0.20	0.249
2-0	0.30	0.339
1-0(0)	0.35	0.399
1	0.40	0.499
2	0.50	0.599

〈消化管吻合〉

● 腸管の基本構造である粘膜，粘膜下層，固有筋層，漿膜下層，漿膜を理解するべきである．どの手技を行うにしても，まずは自分が自信を持って手技を行えることが大事である．

● 腸管の基本構造と各種吻合法の断面図を **図3** に示す．

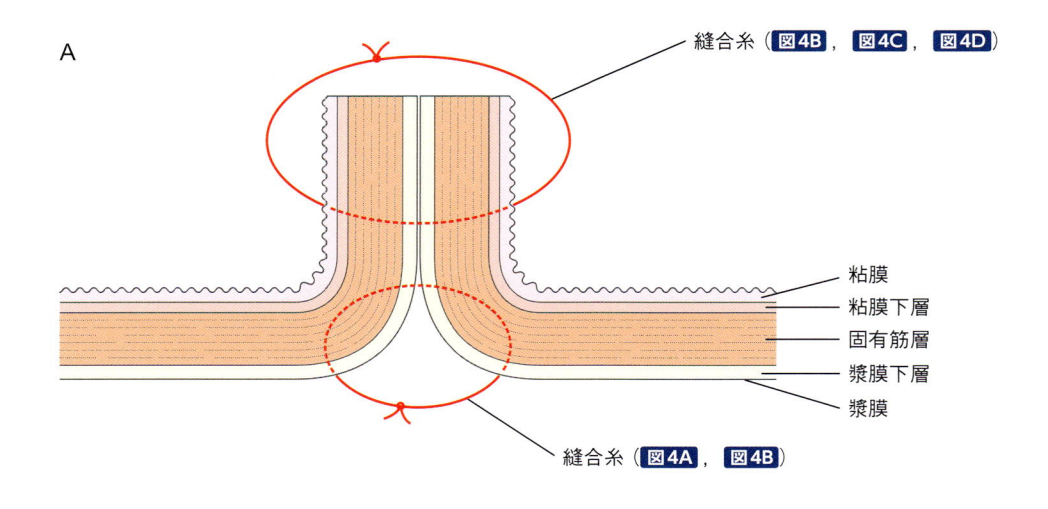

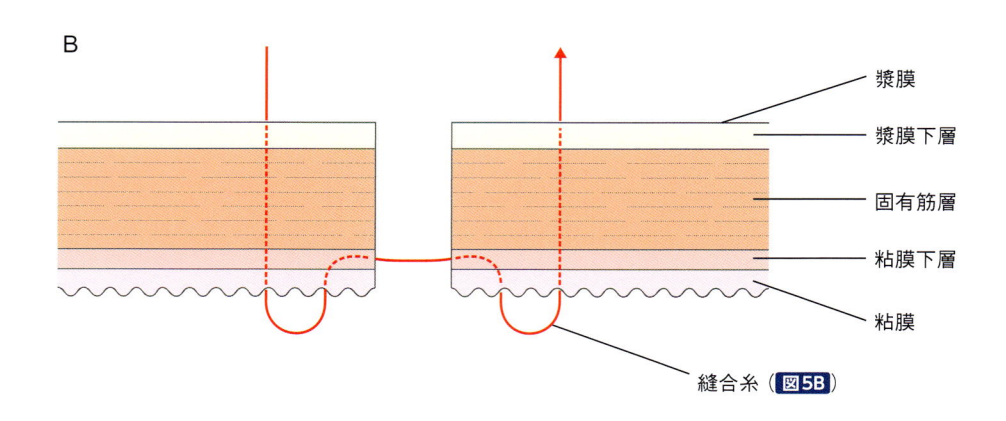

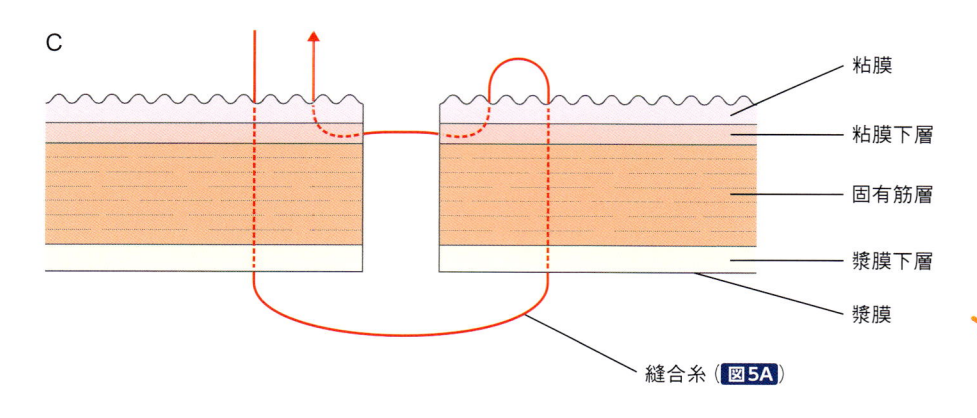

> **Check**
>
> 腸管の基本構造である粘膜，粘膜下層，固有筋層，漿膜下層，漿膜を理解する．

図3 腸管の基本構造と各種吻合法の断面図

A：Albert-Lembert 縫合による吻合．
B：Gambee 縫合による吻合（前壁）．
C：vertical mattress（垂直マットレス）縫合による吻合．

〈Albert-Lembert 縫合による吻合（内翻二層）〉

● 後壁・前壁の漿膜筋層や全層にかける縫合法を 図4 に示す.

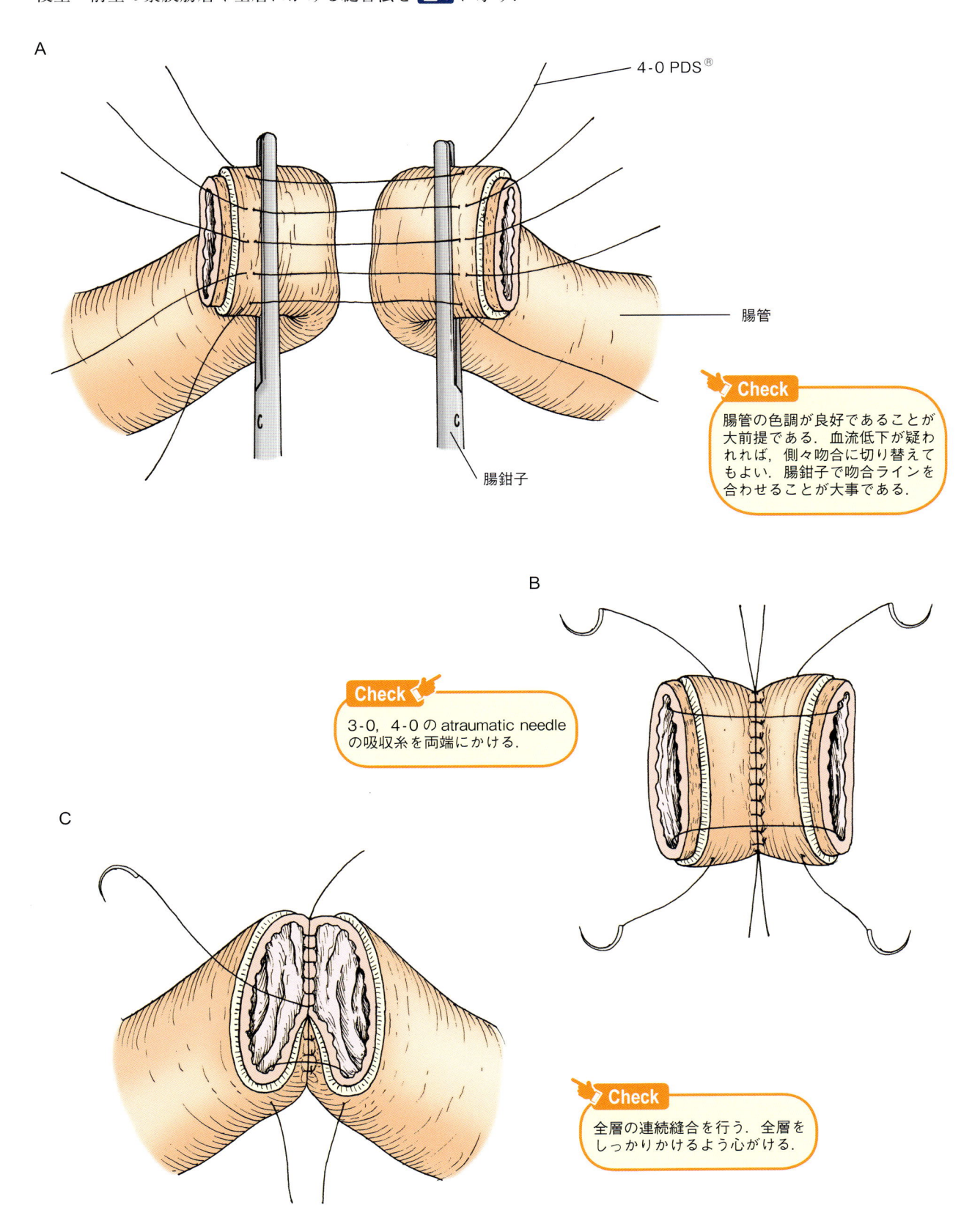

A

4-0 PDS®

腸管

Check
腸管の色調が良好であることが大前提である. 血流低下が疑われれば, 側々吻合に切り替えてもよい. 腸鉗子で吻合ラインを合わせることが大事である.

腸鉗子

B

Check
3-0, 4-0 の atraumatic needle の吸収糸を両端にかける.

C

Check
全層の連続縫合を行う. 全層をしっかりかけるよう心がける.

図4 Albert-Lembert 縫合による吻合
A：後壁漿膜筋層縫合.
B：後壁全層縫合（両端）.
C：後壁全層縫合（連続縫合）.

D

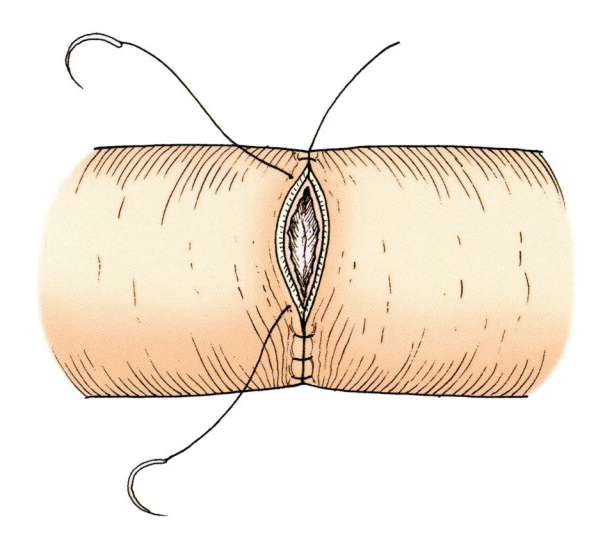

Check
後壁全層縫合の針糸を一度漿膜側に出し，前壁の全層連続縫合を行う．

E

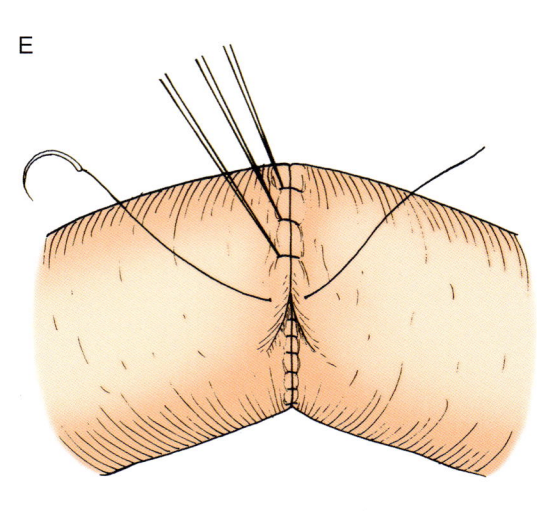

Check
3-0，4-0 の atraumatic needle の吸収糸を用いる．

図4 Albert-Lembert 縫合による吻合
D：前壁全層縫合．
E：前壁漿膜筋層縫合．

縫合のポイント

腸管吻合後，欠損した腸間膜に内ヘルニアを起こすことがあるため，最後に腸間膜を閉鎖すること．

- Gambee 縫合による吻合は，層と層を確実に合わせることで血流を確保し，生理学的な創傷治癒機転を重視した縫合法である．断端一層吻合と呼ばれる．粘膜と粘膜下層，漿膜と筋層を別々に2層で縫合する場合は layer to layer 縫合と呼ばれる．
- 一層縫合となるため組織の挫滅がより少ない．
- **図5A** に示す後壁の垂直マットレス縫合は，両端を漿膜から全層を取り，粘膜側から粘膜下層に針を出し，対側腸管の粘膜下層から粘膜側に針を出し，さらに全層を取る．bite は 5mm 程度とする．さらに，後壁は粘膜から全層を取り，対側腸管の全層を取った後，粘膜から針を出す．その後，粘膜側から粘膜下層に針を出し，また対側腸管の粘膜下層から粘膜側に針を出す縫合である．
- 前壁の Gambee 縫合による吻合を **図5B** に示す．

A

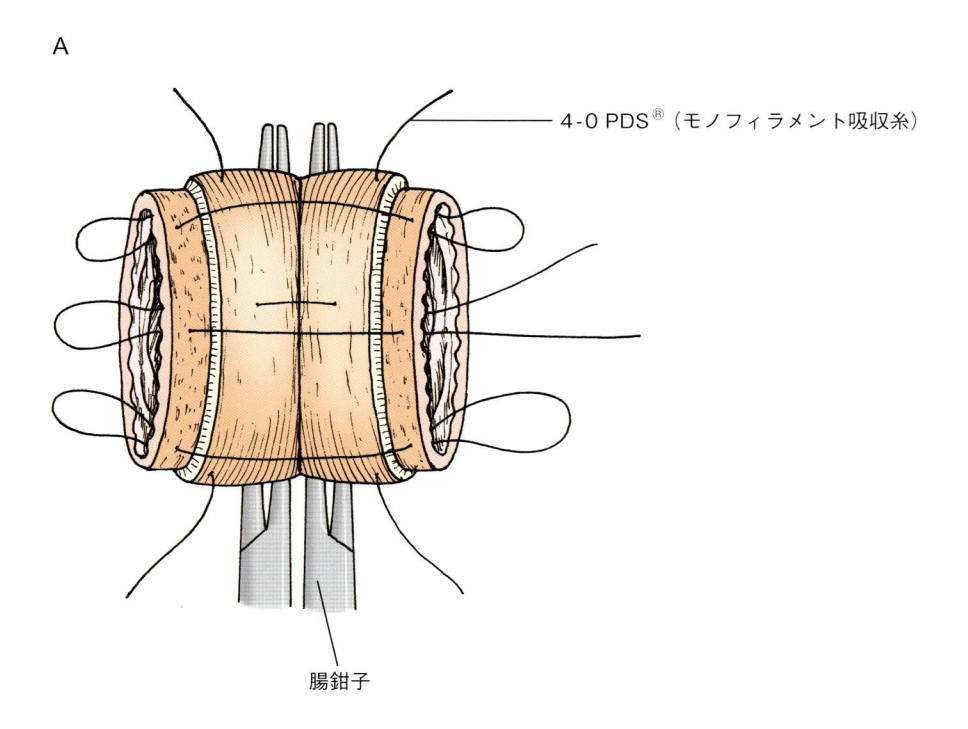

4-0 PDS® (モノフィラメント吸収糸)

腸鉗子

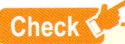
Check

異物として残らず，感染のリスクが少ない 3-0 あるいは 4-0 モノフィラメント吸収糸がよい．

B

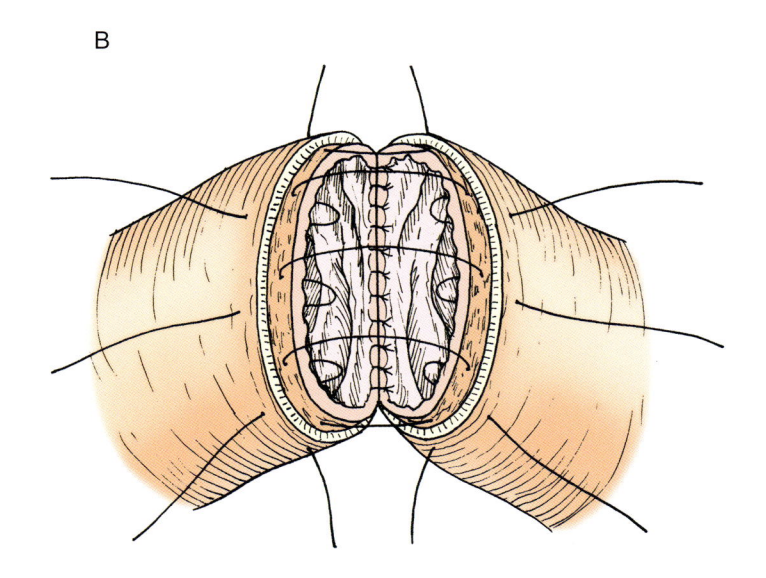

図5 Gambee 縫合による吻合
A：後壁の垂直マットレス縫合による吻合．
B：前壁の Gambee 縫合による吻合．

〈膵空腸吻合（modified Blumgart 法）〉 図6A ～ 図6G

● 膵空腸吻合後の膵液瘻は致死的な合併症となりうるので，修練が必要である．代表
　的な modified Blumgart 法と柿田法の比較試験の結果も最近報告されている[1]．

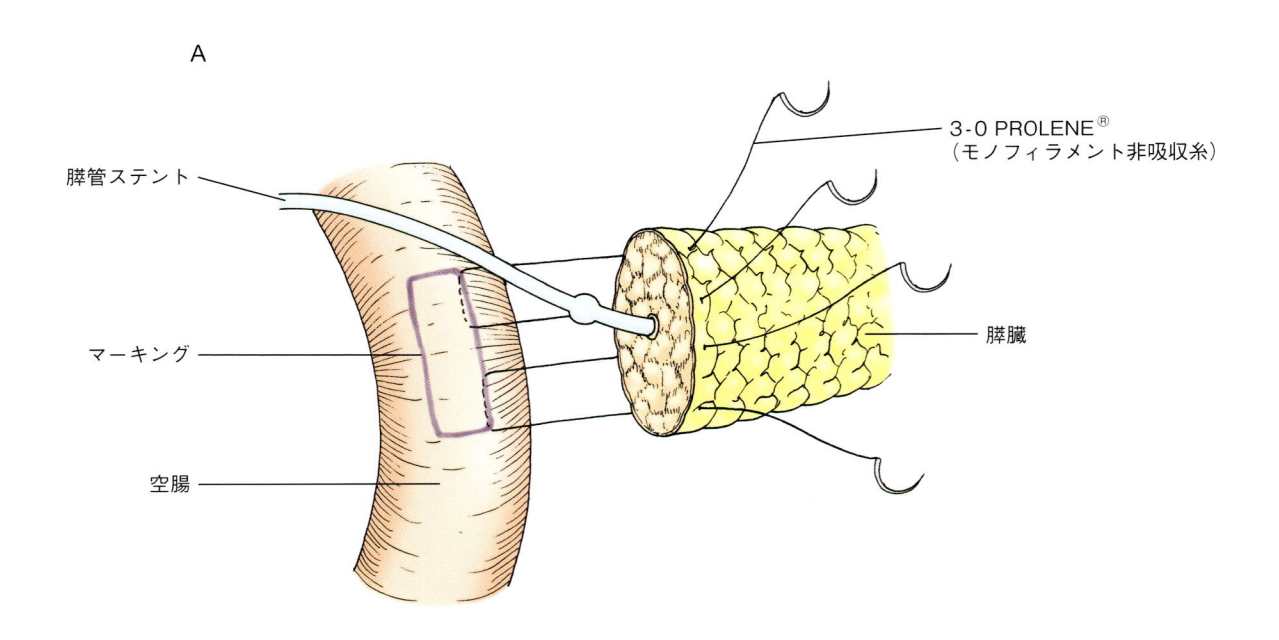

A

膵管ステント

マーキング

空腸

3-0 PROLENE®
（モノフィラメント非吸収糸）

膵臓

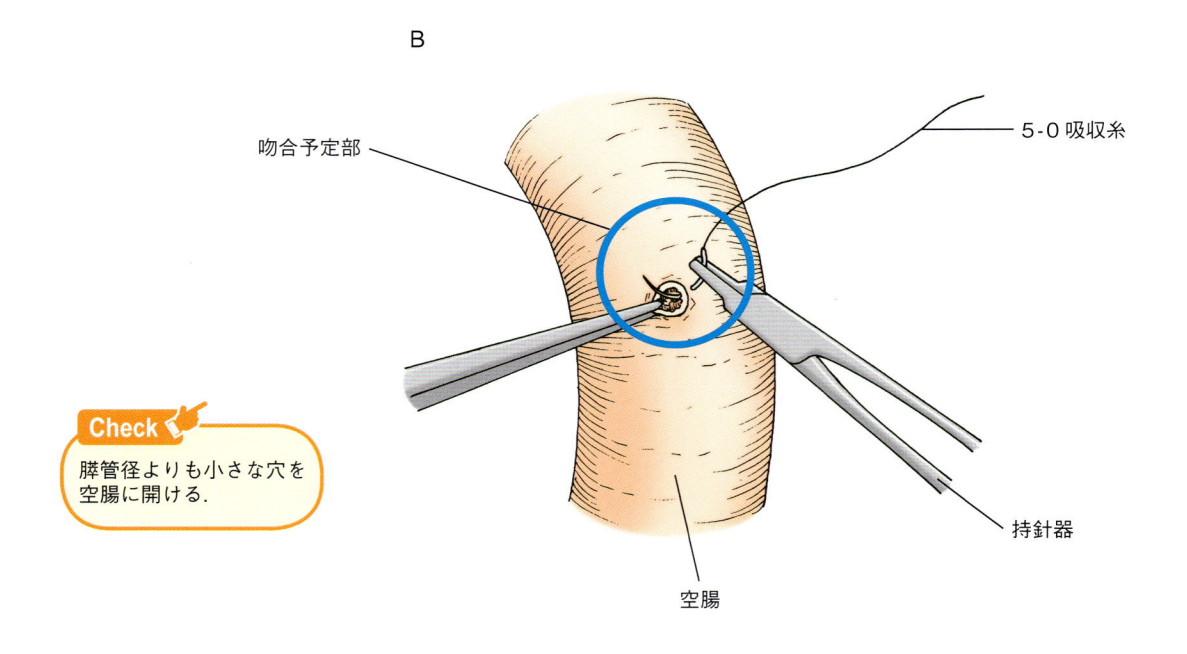

B

吻合予定部

5-0 吸収糸

Check
膵管径よりも小さな穴を
空腸に開ける．

持針器

空腸

図6 膵空腸吻合（modified Blumgart 法）

A：膵全層と空腸後壁の漿膜の水平マットレス縫合．3-0 非吸収糸と大きめの弱彎針（場合によっては直針）を使う．
　　膵管の頭側足側にそれぞれ 1 針かける．膵管空腸吻合が終わるまで吊っておく．
B：膵管空腸吻合部の作成．5-0 吸収糸で全層 4 点固定する．

C

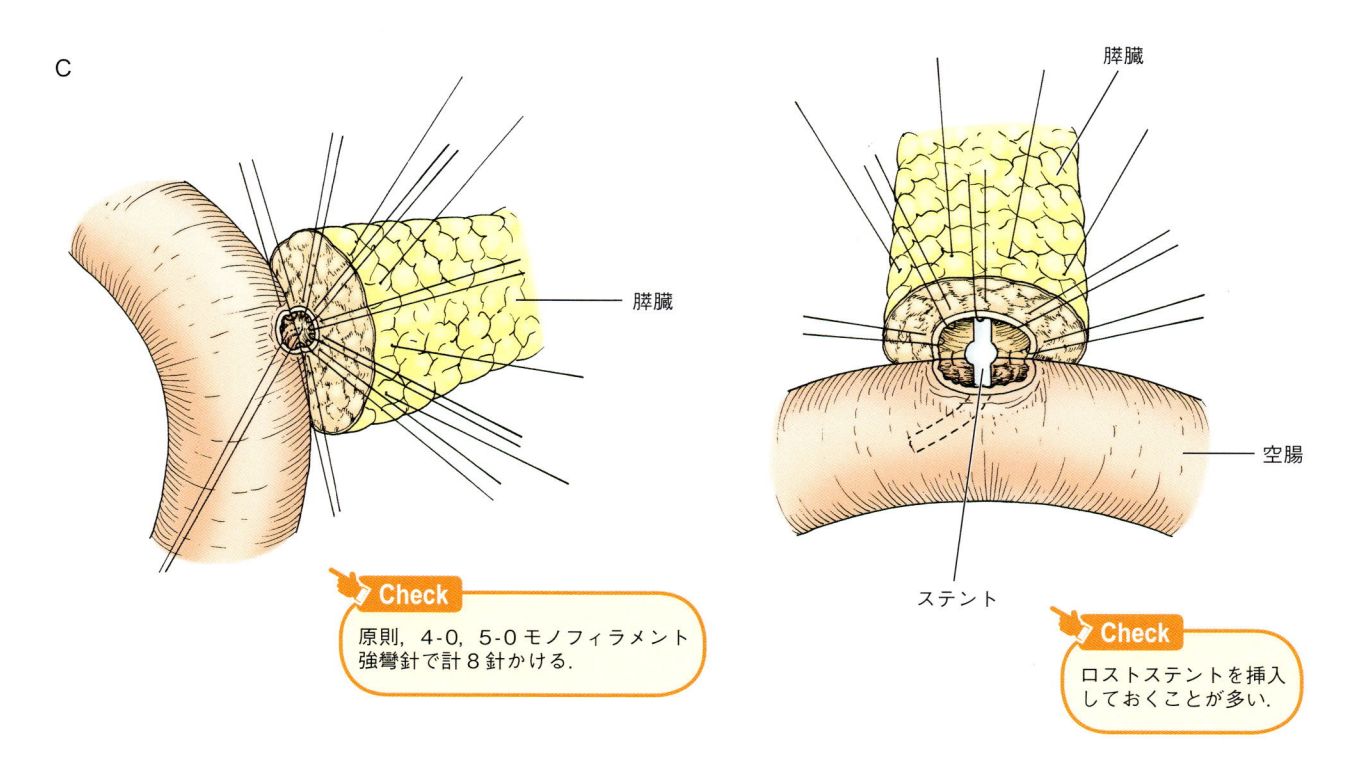

膵臓

膵臓

空腸

ステント

> **Check**
>
> 原則，4-0，5-0モノフィラメント
> 強彎針で計8針かける．

> **Check**
>
> ロストステントを挿入
> しておくことが多い．

D

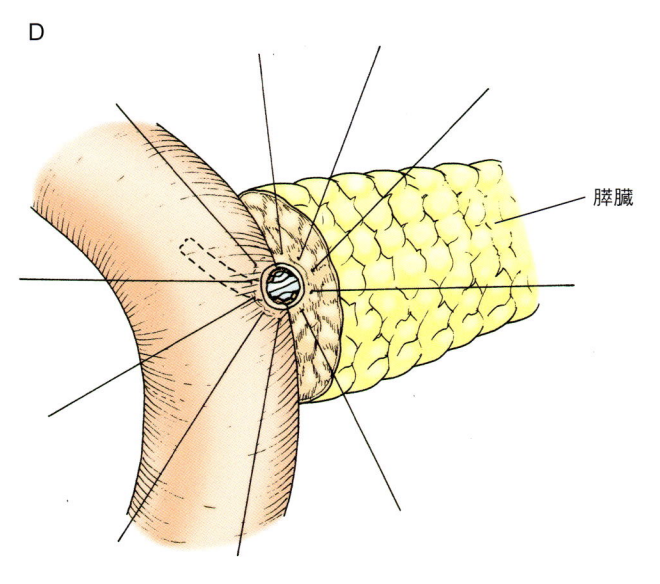

膵臓

> **Check**
>
> 縫合糸の結紮は慎重に，切らないよう
> に，かつ適度なテンションがかかるよ
> うに行う．

E

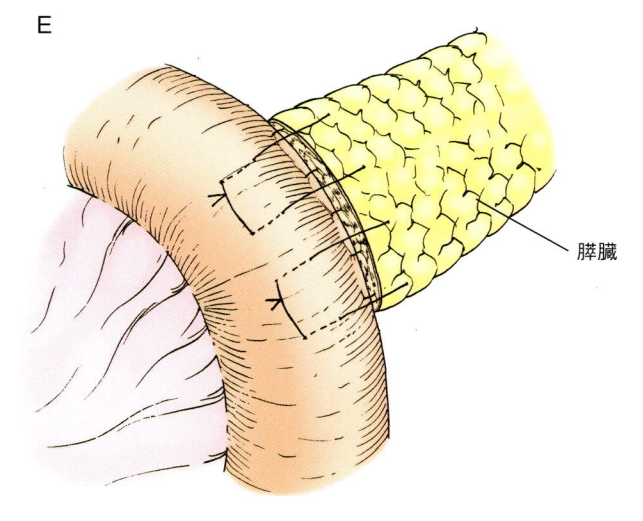

膵臓

> **Check**
>
> 空腸を覆うように広く
> 空腸漿膜をとる．

図6 膵空腸吻合（modified Blumgart法）

C：膵管空腸吻合（後壁）．後壁の糸の結紮前に膵管前壁に針糸をかけて吊っておく．

D：膵管空腸吻合（前壁）．先に吊っておいた針糸を空腸全層にかける．

E：空腸前壁の漿膜吻合．

F

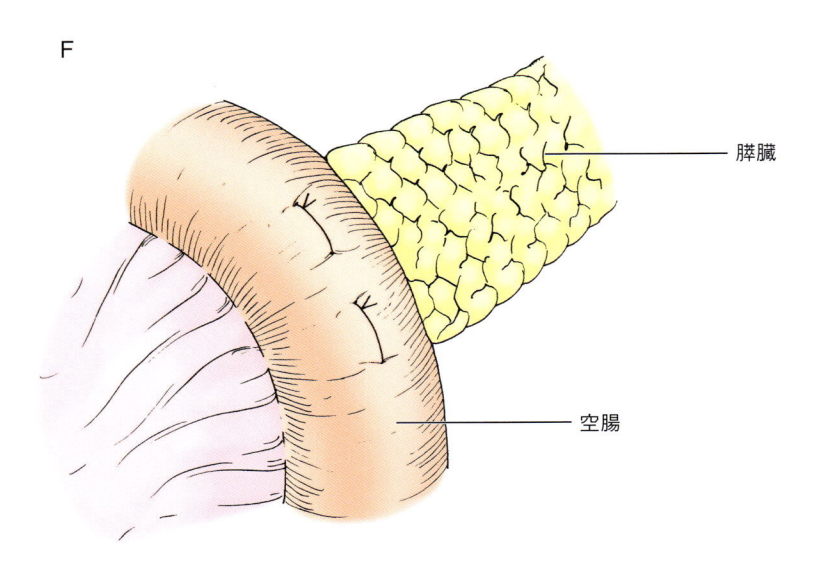

膵臓

空腸

G

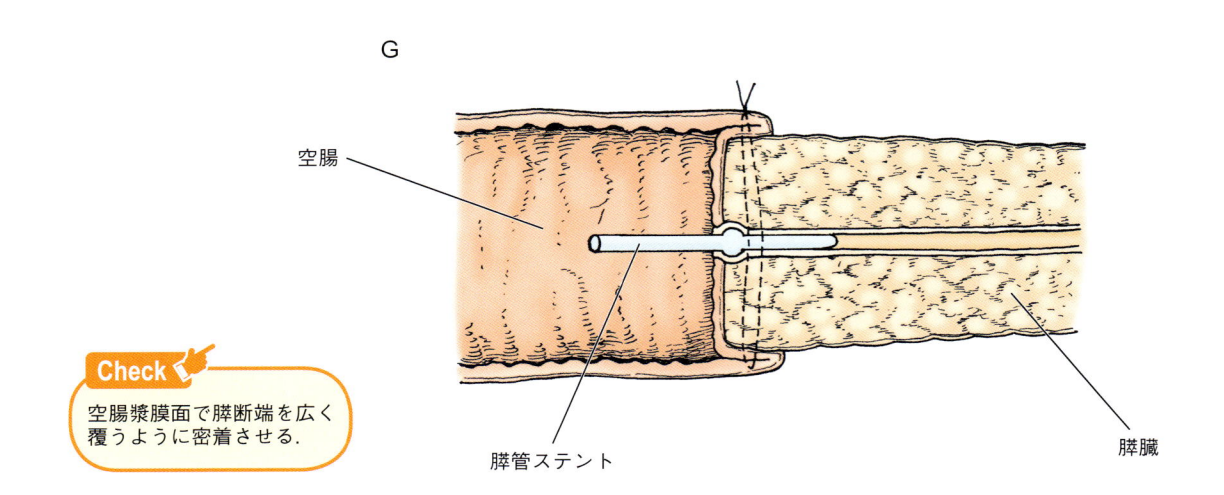

空腸

膵管ステント

膵臓

Check 👆
空腸漿膜面で膵断端を広く
覆うように密着させる.

図6 膵空腸吻合(modified Blumgart 法)

F：modified Blumgart 法の完成図.
G：modified Blumgart 法の完成図（断面図）.

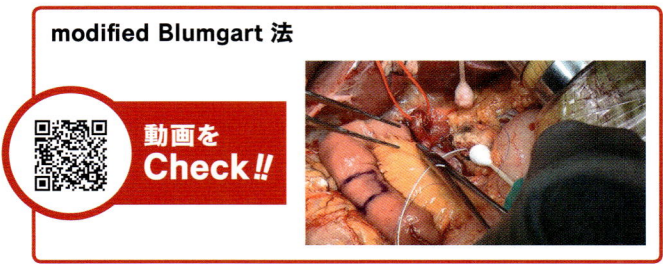

modified Blumgart 法

動画を
Check!!

https://gakken-mesh.jp/app/webroot/ds/001bos/1-2-1.html

〈膵空腸吻合（柿田法）〉

● 膵空腸吻合である柿田法を 図7 に示す.

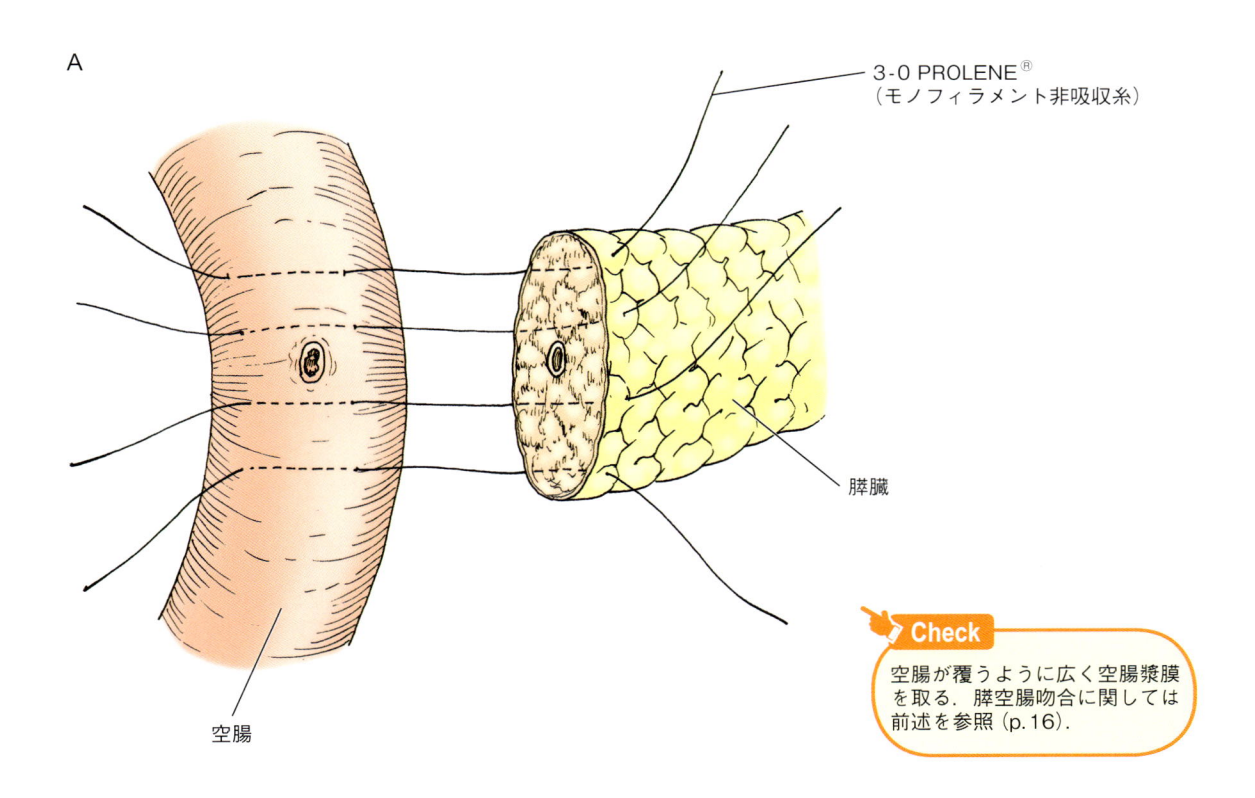

A

3-0 PROLENE®
（モノフィラメント非吸収糸）

膵臓

空腸

> **Check**
> 空腸が覆うように広く空腸漿膜
> を取る．膵空腸吻合に関しては
> 前述を参照（p.16）.

B

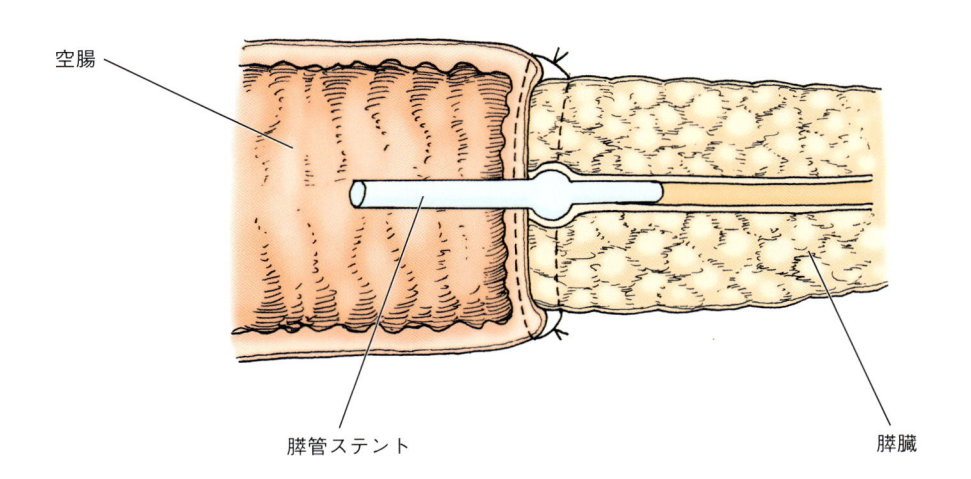

空腸

膵管ステント

膵臓

図7 膵空腸吻合（柿田法）
A：膵全層と空腸漿膜の垂直マットレス縫合.
B：柿田法の完成図（断面図）.

〈胆管空腸吻合〉

● 胆管空腸吻合を 図8 に示す.

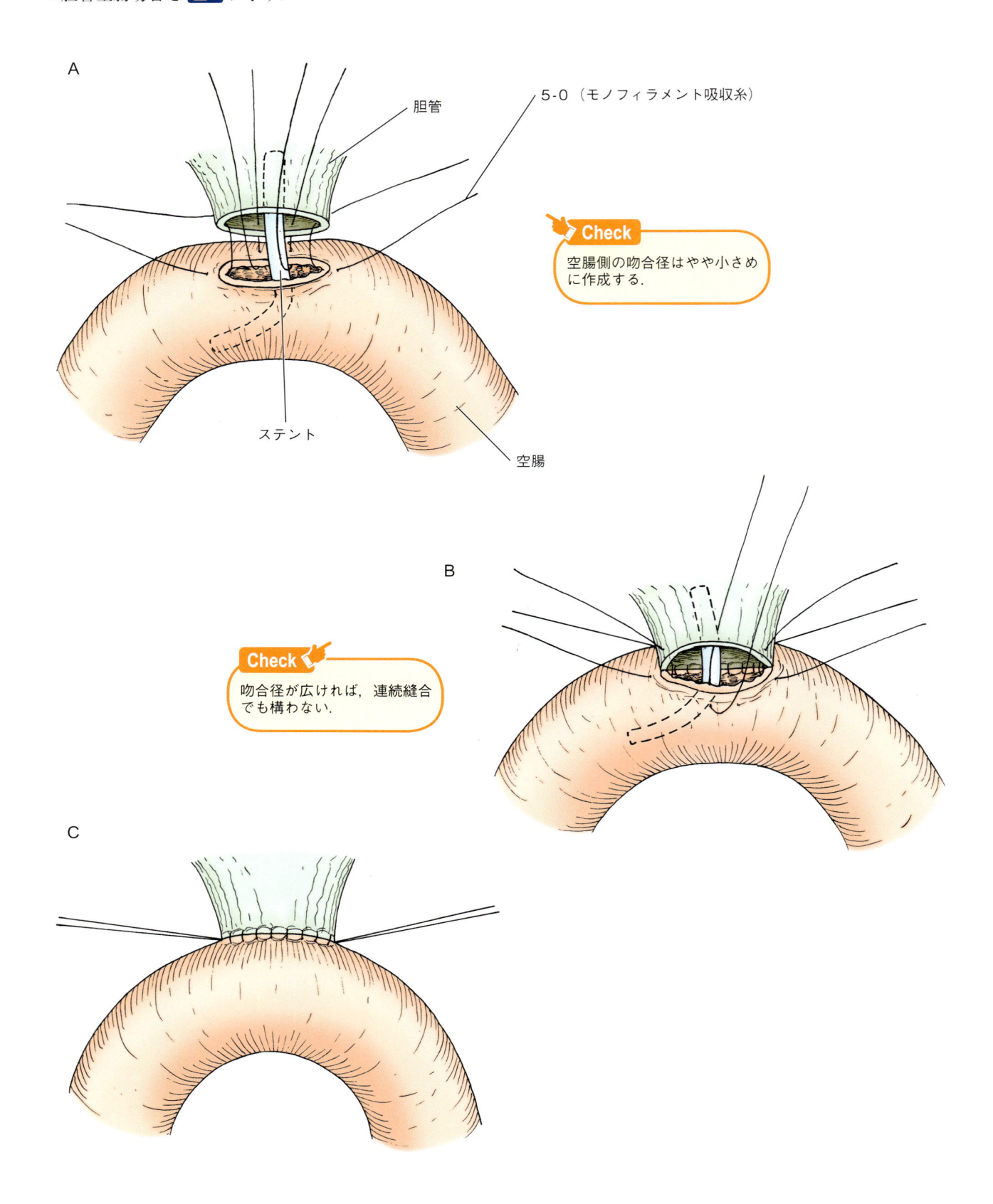

Check
空腸側の吻合径はやや小さめに作成する.

Check
吻合径が広ければ,連続縫合でも構わない.

図8 胆管空腸吻合

A：胆管空腸吻合（後壁）.原則 4-0,5-0 モノフィラメント吸収糸でかける.ロストステントを挿入する.
B：胆管空腸吻合（前壁）.
C：胆管空腸吻合の完成図.

起こりやすい合併症

■1 胃排泄遅延
　胃の動きが悪くなるため，絶食と胃管の挿入が必要になる．自然に治癒することが多い．

■2 膵液漏出
　膵空腸吻合部から膵液が漏れた場合，仮性動脈瘤を形成するような重篤な合併症を引き起こすことがある 図9 ．膵液を漏らさない手術手技が必要であるが，漏れた場合はドレナージが必要である 図10 ．

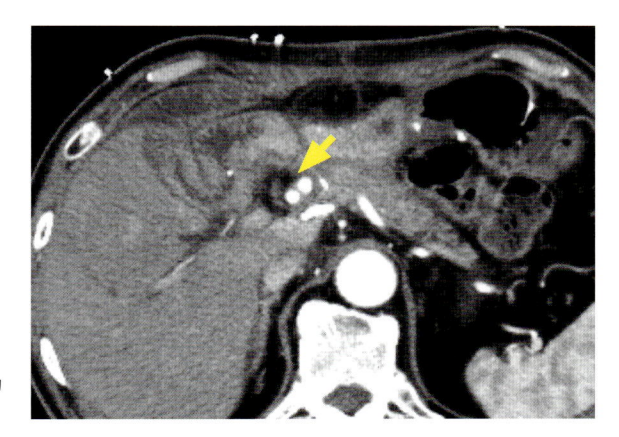

図9 膵液漏出による仮性動脈瘤
ドレーンから血性排液を認め造影 CT を施行したところ，左肝動脈根部に生じた仮性動脈瘤（矢印）を認めた．

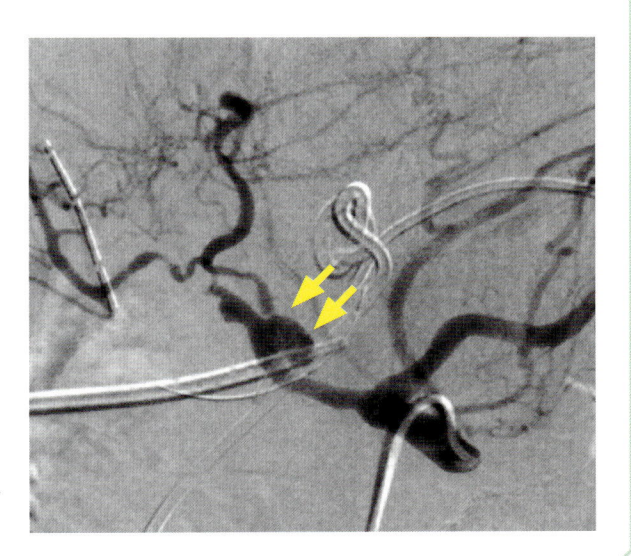

図10 仮性動脈瘤に対するコイリング施行
血管造影にて左肝動脈根部に生じた仮性動脈瘤（矢印）を確認した後，コイリング施行し救命が可能であった．

文 献

1）Kakita A, Takahashi T, Yoshida M, et al. A simple and more reliable technique of pancreatojejunal anastomosis. Surg Today 1996; 26: 532-5.
2）加藤広之，斎藤加奈，安藤裕之，ほか．消化管吻合と創傷治癒．臨床外科 2007; 62：1529-33.
3）Brennan M, Blumgart LH, Fong Y, editors. Pancreaticojejunostomy. Surgery of the liver and biliary tract 3rd ed. Philadelphia: Saunders; 2000. 1073-89.
4）Hirono S, Kawai M, Okada KI, et al. Modified Blumgart Mattress Suture Versus Conventional Interrupted Suture in Pancreaticojejunostomy During Pancreaticoduodenectomy: Randomized Controlled Trial. Ann Surg 2019; 269(2): 243-51.

ドレーンの基本

（Basic of Drain）

▶▶ 石田晶玄，大塚英郎，海野倫明（東北大学大学院医学系研究科消化器外科学）

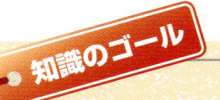
知識のゴール

- ドレーンの意義・役割・種類について理解する．
- ドレーンの管理ができるようになる．
- 術後ドレーン留置を実践する．

≫ はじめに

- ドレーンは，体腔内や消化管内に貯留する液体を体外へ「ドレナージ」するために留置される．外科手術において，ドレーン留置は基本手技の一つではあるが，その適応と効果については，いまだに議論のあるところである．
- 本稿は，ドレーンの基本を主題としており，その基本手技について解説する．まず今日的なドレーンの目的・意義について解説し，続いてドレーンの種類，挿入・留置方法，ドレーン管理における留意事項について解説する．さらに，代表的な消化器外科手術における実際のドレーン留置および管理について解説する．

≫ ドレーンの役割

- 術後のドレーン留置の目的は，広い意味で「合併症の予防」にあり，合併症の早期発見を目的とする「情報ドレーン」，合併症自体の発生を防ぐ目的で留置される「予防的ドレーン」，合併症発生時に対応し，さらなる悪化を防止するための「治療的ドレーン」の3つに大きく分けられる[1]．

〈情報ドレーン〉

- 情報ドレーンは，術後出血や縫合不全などの術後合併症を早期に発見するために留置される．例えば，術後に比較的大量の腹腔内出血があった場合，貧血進行や血圧低下などによりいずれどこかのタイミングで術後出血には気づくだろうが，ドレーンが適切に留置されていれば，早い段階で術後出血を発見することが可能となる．術後の大量出血は重篤化する危険性があり緊急に対処する必要があるため，このような場合のドレーン留置は有意義と考えられる．
- 現在，術後の膵液瘻，胆汁漏，乳糜は，ドレーン排液中のアミラーゼ（施設基準の3倍以上），ビリルビン（血清の3倍以上），中性脂肪（110mg/dL 以上）により定義されているため，上記の合併症の診断に有用である．
- ドレーンが留置されているにもかかわらず，すでにドレナージされている領域と，血液や膿汁が溜まっている領域が分離されていることは少なくなく，性状が透明で漿液性な場合でも出血や縫合不全は否定することができないこと（偽陰性）は念頭に置くべきである．

〈予防的ドレーン〉

● 予防的ドレーンは，留置することで貯留液を減らし，合併症への進展を予防する目的で留置される．後述の治療的ドレーンとの厳密な区別は困難である．一般に，術後ドレーンは，主にその予防的効果を期待して留置されるが，その効用についてのエビデンスは乏しく，議論がある．

● 文献的に，術後のドレーン留置が術後合併症を減らすという報告は少ないが，逆に不要なドレーン留置が術後合併症を増やすことは，ほぼ明らかである．

● 術後の膵液瘻，胆汁漏，乳糜は，ドレーン排液検査にて定義されているため，ドレーン留置をしない症例では，臨床症状を伴わない潜在的な膵液瘻，胆汁漏，乳糜などは発生しなかったものとして扱われる．

〈治療的ドレーン〉

● 治療的ドレーンは，術後合併症として発生した膿瘍などをドレナージするために留置される．

● 予防目的で留置したドレーンも縫合不全発生時などにはそのまま膿瘍のドレナージに使用することが可能であり，前述のとおり予防的ドレーンと治療的ドレーンの区別は困難である．

● 術後の腹腔内膿瘍などの合併症に対してドレナージが行われる場合も，治療目的のドレーンである．

● 術後ドレーンは，情報ドレーン・予防的ドレーン・治療的ドレーンのいずれかの要素をある程度含んでおり，厳密に分類することは難しい．当初は予防的ドレーンとして留置していても，合併症発生時はそのまま治療的ドレーンとして利用できる．またドレーンを留置する段階では，術後出血のモニターとしても機能しているため，厳密な線引きは困難である．

≫ ドレーンの適応

● 一般的にドレーン留置により術後合併症が増えたとする無作為化比較試験は多いが，逆にドレーン留置が良好だったという結果を示した報告は非常に少ない．術後の予防的ドレーンに関しては，「ドレーンを留置しない」ことは概ね正しい．

● ドレーンを留置する場合には，ドレーンを留置することにより増加する合併症の可能性，患者の特性，また合併症発生時のドレーンを留置したことによる利点を含めて検討すべきである．ドレーンを留置したことによる合併症は文献的にある程度検索は可能であるが，患者特性は症例により異なり，また合併症発生時のドレーン留置による利点はさらに評価困難であるため，それぞれの施設に応じて対応すべきであると考える．

● ドレーンの管理に関しては，2017 年の『CDC ガイドライン』[2] において，「必要なときは，閉鎖吸引式のドレーンを用い，手術創と離したところから挿入し，可能な限り早く抜去する」とされており，不要となったドレーンは速やかに抜去することとされている．

≫ ドレーンの種類

● ドレーンの目的による分類は前述したが，実際のドレーンの物理的な分類である材質や形状，ドレナージ方式，サイズについて解説する．

〈材質〉
- 臨床でよく見るものは，シリコン製，ポリ塩化ビニル製のドレーンである．以前は天然ゴム製のドレーンも多くあったが，ゴムアレルギーやラテックスアレルギーの患者が少なくないことから，ドレーンの材質はシリコン製が主流になっている **図1**.

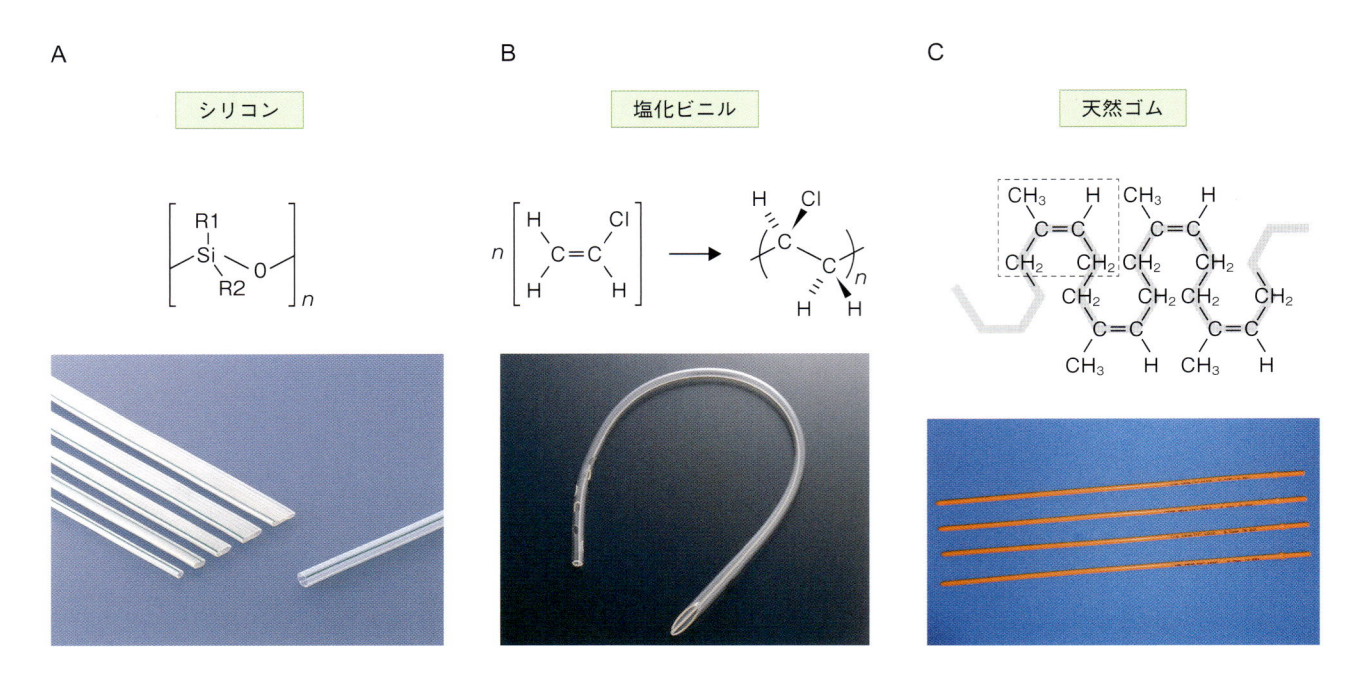

A シリコン　　B 塩化ビニル　　C 天然ゴム

図1 ドレーンの材質
A：ペンローズドレーン（シリコン製）．（写真提供：富士システムズ株式会社）
B：ニプロソラシックカテーテル（塩化ビニル製）．（写真提供：ニプロ株式会社）
C：ネラトンカテーテル（天然ゴム製）．（写真提供：株式会社イズモヘルス）

〈形状〉
- ドレーンは形状により，❶フィルム型，❷チューブ型，❸ブレイク型，❹サンプ型に分類される **表1**.

フィルム型 **表1** ❶
- フィルム型はペンローズドレーンが代表とされ，管により構成されるものと，平板により構成されるものがある．
- 毛細管現象により排液される．
- 材質は柔らかく，組織損傷のリスクは低いが，ドレナージ効果は低い．

チューブ型 **表1** ❷
- チューブ型は丸型のドレーンが代表的である．先端や側壁に孔があけられているが，先端が開口していないものもあるので，留意しておく．材質はやや硬いが，内腔は開存性には優れている．ドレナージ効果は高いが，位置がずれやすく，組織損傷のリスクがある．
- 特にチューブ型ドレーンに言えることではあるが，この型のドレーンでドレナージできるのは，先端もしくは側孔がある位置のみである．先端開口型のチューブドレーンを，ドレナージを行いたい空間を越えてさらに奥に留置した場合，ドレナージが全くできなくなる場合もある．チューブ型ドレーンの孔の位置をドレナージするべき場所に移動したり，手前に側孔のあるドレーンチューブを使用したり，ドレーンを複数使用することで対応する．
- チューブ型およびサンプ型は内腔が確保されているため，ドレーン入れ替え時に，ガイドワイヤーを用いることで，比較的容易にルートを確保することが可能となる．
- フィルム型とチューブ型の特徴を併せ持ったプリーツ型やデュープル型もある．

表1 ドレーンの形状別分類

ドレーンの形状により大きく4つの型に分類し，さらに細分化した．それぞれの型の特徴も簡単に示したので併せて確認してほしい．

	名前	形状	断面	特徴
❶フィルム型ドレーン	ペンローズ型			• 毛細管現象，受動的に排液される • 開放型となることが多い
	板型（フィルム型）			
	ストロー型（多腔型）			
❷チューブ型ドレーン	丸型（単腔型）			• 先端，側孔がある位置のみを吸引する • 開放型，閉鎖型どちらにも対応する
	プリーツ型			
	デュープル型			
❸ブレイク型ドレーン	ラウンド型			• スリットで広い範囲を吸引する • 閉鎖式持続吸引が行われる
	フラット型			
❹サンプ型ドレーン	2腔型（ダブルルーメン）			• チューブ内腔を複数有する • 持続吸引，持続洗浄に適している
	3腔型（トリプルルーメン）			

（ナースプレス編集部．ドレーンとは｜ドレーンの種類と管理．ナース専科プラス：2018．より引用改変．https://nursepress.jp/226811.〈2019年6月13日検索〉）

ブレイク型 表1 ❸

- ブレイク型は，J-VAC® ドレナージシステムに代表される．吸引のための溝がついており，広い範囲をカバーし，閉塞しにくい特徴がある．
- 形状は，円いタイプと平たいタイプがある．
- チューブ型のドレーンは開口部周囲のみがドレナージされるが，ブレイク型は溝のある範囲を広くドレナージすることが可能である．ドレナージ範囲が広いことから，その特性として，持続吸引によるドレナージが行われることが多い．

サンプ型 表1 ❹

- サンプ型は，チューブに複数の管腔を有する構造をしている．一つの管腔を持続吸引として用い，他の管腔を開放することで空気が入りこみ，過度な吸引を防ぐ効果がある．また，別の管腔から生理食塩水などを流すことで，持続洗浄を行うことも可能としている．
- 材質はやや硬い．

〈ドレナージ方式〉

- ドレーンの形状とも関連するが，ドレナージ方法にもいくつか種類がある．開放式と閉鎖式に大きく分けられ，さらに閉鎖式は自然流下のものと持続陰圧をかけたものに分けられる．

開放式 図2

- 開放式は，ドレーンの体外の断端がそのまま外界（空気やガーゼ）と連続するドレナージ方式である．フィルム型ドレーンはこの方式であり，毛細管現象により受動的にドレナージされる．チューブ型などでも，ドレーンを体外でカットすることで開放式のドレーンとなる．カットしたドレーンは体内に迷入することを予防するため，皮膚に固定したり，安全針などの迷入防止機構をつけることもある．
- 開放式ドレーンは，体外に排液バッグなどがなく，移動にもあまり制限はないが，ガーゼ交換は必要であり，逆行性感染のリスクは上昇する．
- 瘻孔が形成された後はベッドサイドでの引き抜きや，入れ替え，ドレーンの洗浄を簡単に行うこともできる．

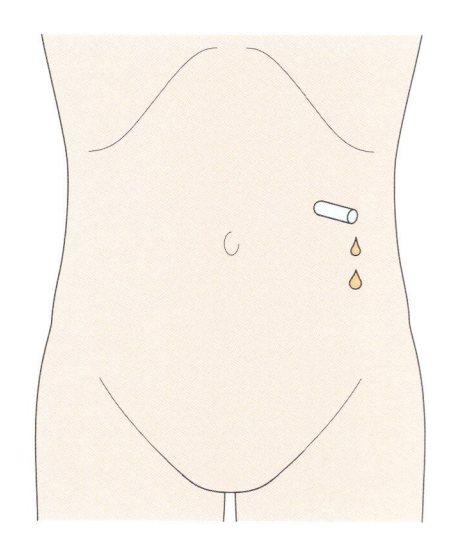

図2 ドレナージ方式（開放式）

閉鎖式

● 閉鎖式ドレーンは，ドレーンに滅菌されたバッグやボトルが連結され，排液は直接そちらに回収される．開放式と異なり，ドレーンは外界とは直接交通しておらず，また回収する排液バッグにも一方弁がついているため，より清潔なドレナージを維持することが可能である．逆行性感染のリスクは開放式より低く，術後は閉鎖式ドレーンを第一に用いるべきである．

● ドレナージ方法は，自然圧差や毛細管現象などで受動的にドレナージする方法と持続陰圧をかける方法がある **図3**．特にブレイク型ドレーンは，陰圧をかけた持続吸引が行われることが多く，自然流下に比べより強いドレナージ効果が期待できる．サンプ型では一つの管腔に陰圧をかけ，別の管腔から生理食塩水を流すことで持続洗浄を行うことが可能である．

● 持続吸引では，ドレナージ効果は強いものの，周囲組織を巻き込み，また圧迫による組織損傷のリスクは受動的ドレナージに比べて高いと考えられる．そのため，血管近傍にドレーンを留置するときは，細心の注意を払う必要がある．

● サンプ型では，一つの管腔を開放することで過度な陰圧を防ぐとともに，内腔の閉塞を予防することが可能となり半閉鎖式とよばれる．

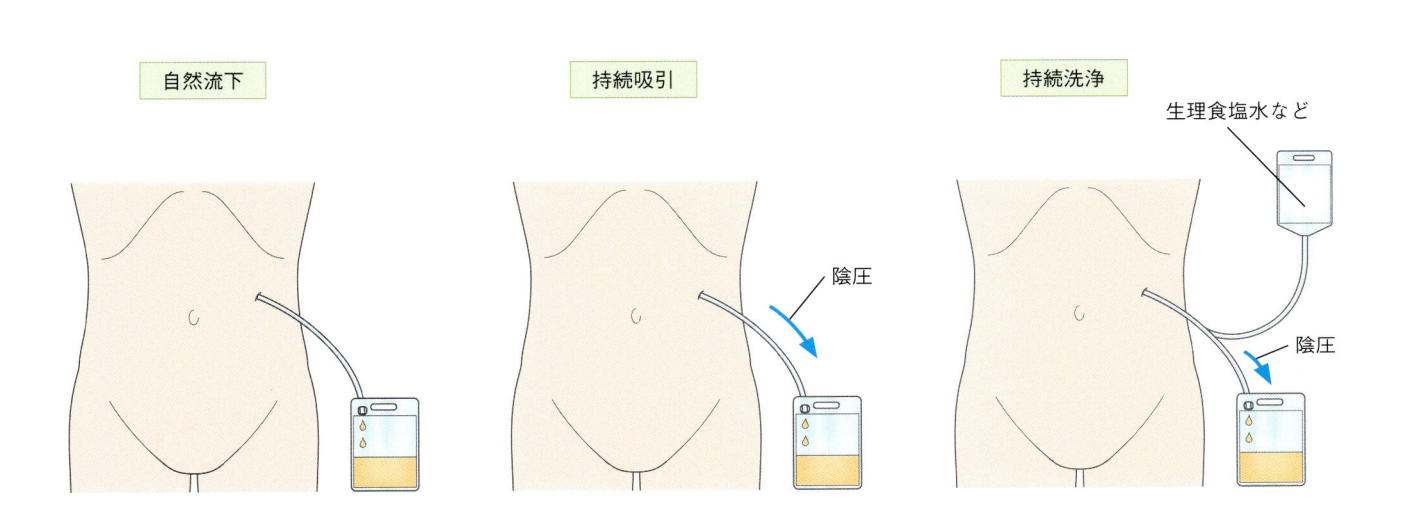

図3 ドレナージ方式（閉鎖式）

〈サイズ〉

● ドレーンで使用される単位は，フレンチであり，3Fr = 1mmである．フランスのシャリオールという医療器具開発者が発明したため，フレンチと呼ばれている．これは外径のサイズを表しており，円周率を「3」と考えると，直径1mm（3Fr）のチューブの円周は3mmで，フレンチ表記と数が一致する．

● ドレナージ効果としては，内径が太いものほど高くなるが，太いドレーンを入れるにはそれなりのドレーン刺入創が必要となり，術後の違和感や疼痛の原因にもなる．また，抜去後にはまれではあるが，腹壁瘢痕ヘルニアや創感染のリスクも上がる．

● 逆に細いドレーンの場合は，ドレナージ効果が低く，ドレーンを入れ替えたり，位置を調整する場合に，制限がある．当施設では，腹腔内のドレーンとしては19Frのブレイク型ドレーンを使用することが多い．

≫ドレーン挿入

● ドレーン挿入にあたって検討する項目としては，どこから，どのような経路を通って，どこに留置するか，といったことが挙げられる．

● 術後のドレーン留置においては，腹腔内に留置する場合，腸管運動があり，また体勢により特に小腸の位置が大きく変わるため，ドレーン位置がずれないように留置部位には特に留意する必要がある．ドレーンの先端がある程度固定されていないと簡単にはねてしまうことがあるため，実際のところ，腹腔内で留置する部位は術式である程度決まっている **図4**．原則としては，排液が仰臥位や立位で溜まりやすく（重力がかかる底になる部位），ドレーンが移動しにくい場所になる．

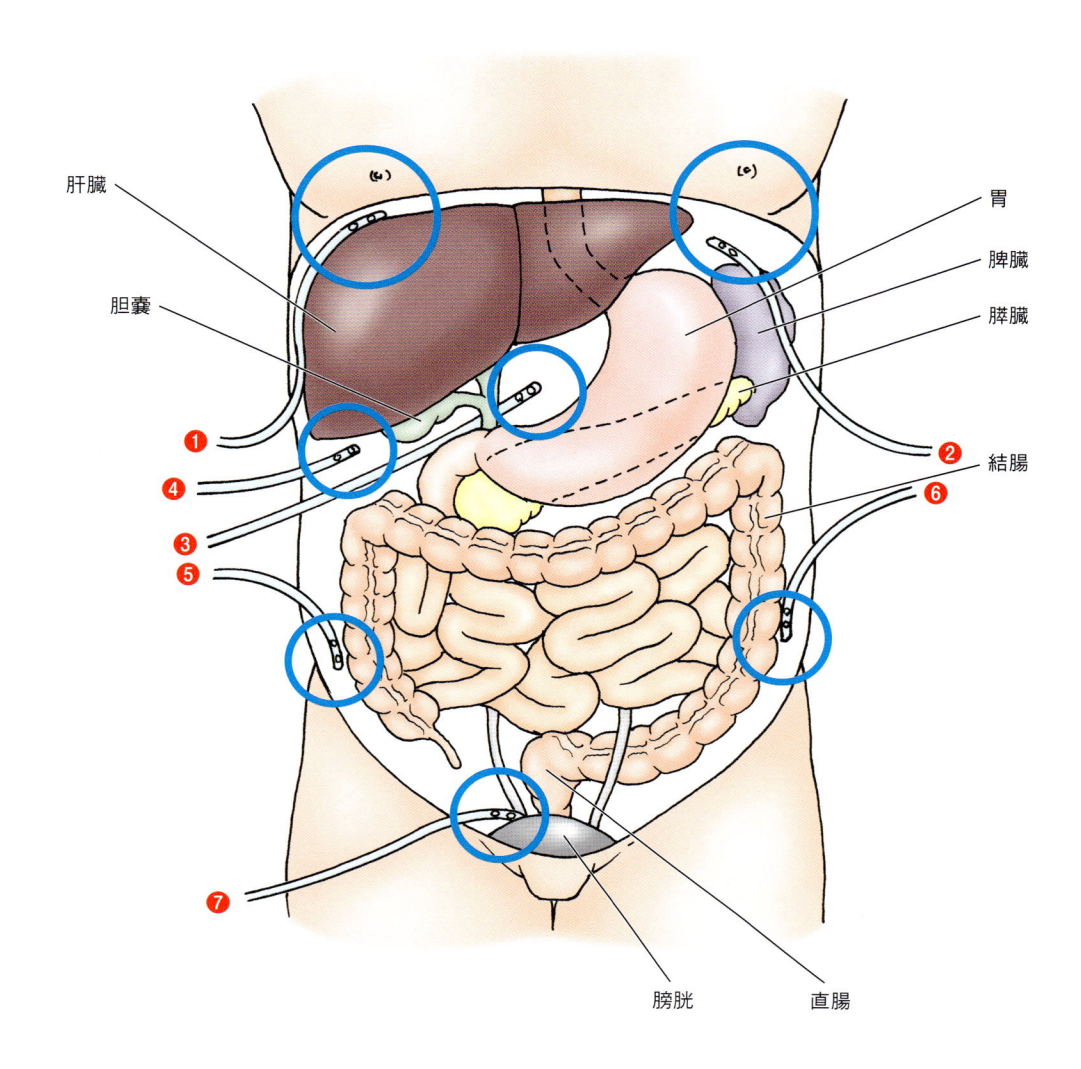

図4 手術とドレーン留置部位の関係

術式によりドレーンを留置する部位は，概ね決定される．よく用いられるドレーン留置部位と手術部位の関係について示す．

❶ 右横隔膜下：肝臓手術

❷ 左横隔膜下：膵脾手術

❸ Winslow 孔：胆嚢，胆管手術

❹ 肝下面（モリソン窩）：胆嚢手術

❺ 右傍結腸溝：大腸手術

❻ 左傍結腸溝：大腸手術

❼ ダグラス窩・直腸膀胱窩：直腸手術

（齋藤恭子．ドレーンの廃液のアセスメント．ナース専科 2013:4;72．より引用改変．）

- ドレーンの留置にあたっては，ドレーンによる血管損傷，消化管損傷の報告が少なくないため，ドレーン自体が血管や吻合部を含む消化管を強く圧迫しないように注意する．
- ドレーンの挿入経路であるが，手術終了後に新たにドレーン用の孔を作成する場合は，ドレーン先端に余計な力がかからず，はねにくくなることを考慮し，最短の距離を通るように留置するのがよいと思われる．
- 現在は，腹腔鏡下手術が広く行われていることから，ポート孔を利用してドレーンを挿入することが多く，開腹手術の際に比べると自由度が限られている．また，開腹手術においては，開腹創を使ってドレーンを留置することも可能だが，感染の面からは新たなドレーン孔を作成すべきである．
- 当科では，通常 19Fr のブレイク型ドレーンを主に使用している．ブレイク型ドレーンの末梢側には腹壁穿刺用にトロッカー針がついており，最小限のドレーン刺入創を作成するのに有用ではあるが，見た目以上に切れがよく，周囲組織の損傷に留意する．
- 当科では，普段はこの針を切って，ドレーンのみの状態として使用している．陰圧をかけることを考慮して，メスで腹壁に最小限の切開をおき，長モスキート鉗子をこの創より腹壁に貫通させ，ドレーンを把持して体外へ誘導している．

ドレーンの挿入

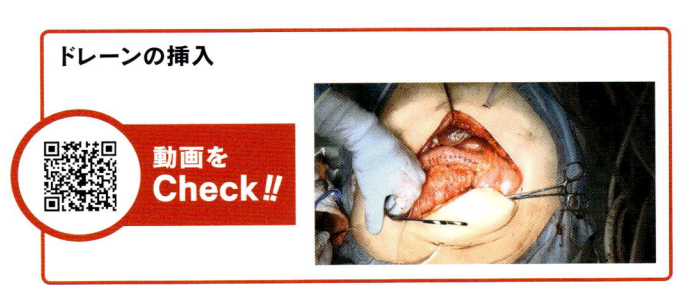

動画を Check!!

https://gakken-mesh.jp/app/webroot/ds/001bos/1-3-1.html

- 留置直後のドレーンは，予想以上に血液などで汚染されているため，手術終了直後にアルコール綿を用いて清拭している．
- 手術時のドレーン挿入は，全身麻酔下で行われるが，術後合併症で腹腔ドレナージを行う場合は，可能であれば腹膜まで局所麻酔を行い，刺入時の十分な除痛に心がける．エコーガイド下の穿刺であれば，腹膜を確認し，局所麻酔薬を安全に注射することができる．

〈ドレーンの固定〉

- 当科では，3-0 絹糸を用いて，皮膚に 1 針結節縫合を行い，それからドレーン周囲に糸を回して，結紮することで固定している．ドレーン刺入部は適当な絆創膏で覆い，そのすぐ末梢側を粘着包帯を用いて固定する．
- 粘着包帯を 2 枚用いて，ドレーン刺入部の近くで 1 枚を「腸間膜」を作るようにチューブに回して，「オメガ（Ω）」の形で皮膚に固定する **図5A**．ドレーンと皮膚を直接接触させないことで，ドレーンによる皮膚の圧迫を防止できる．
- さらに Y 字に切った粘着包帯で末梢側（排液バッグ側）から，先に貼った粘着包帯の上をさらに覆うことで剥がれにくくすることができる **図5B**．筆者らは，粘着包帯を 1 枚使用する固定法を「オメガ貼り」，粘着包帯を 2 枚使用する固定法を「Y 式ドレーン固定」と呼んでいる．
- 多くの施設で手術終了時にガーゼや手術器具の置き忘れ予防に腹部 X 線を撮影していると思われるが，この際にドレーンの留置位置も確認する．

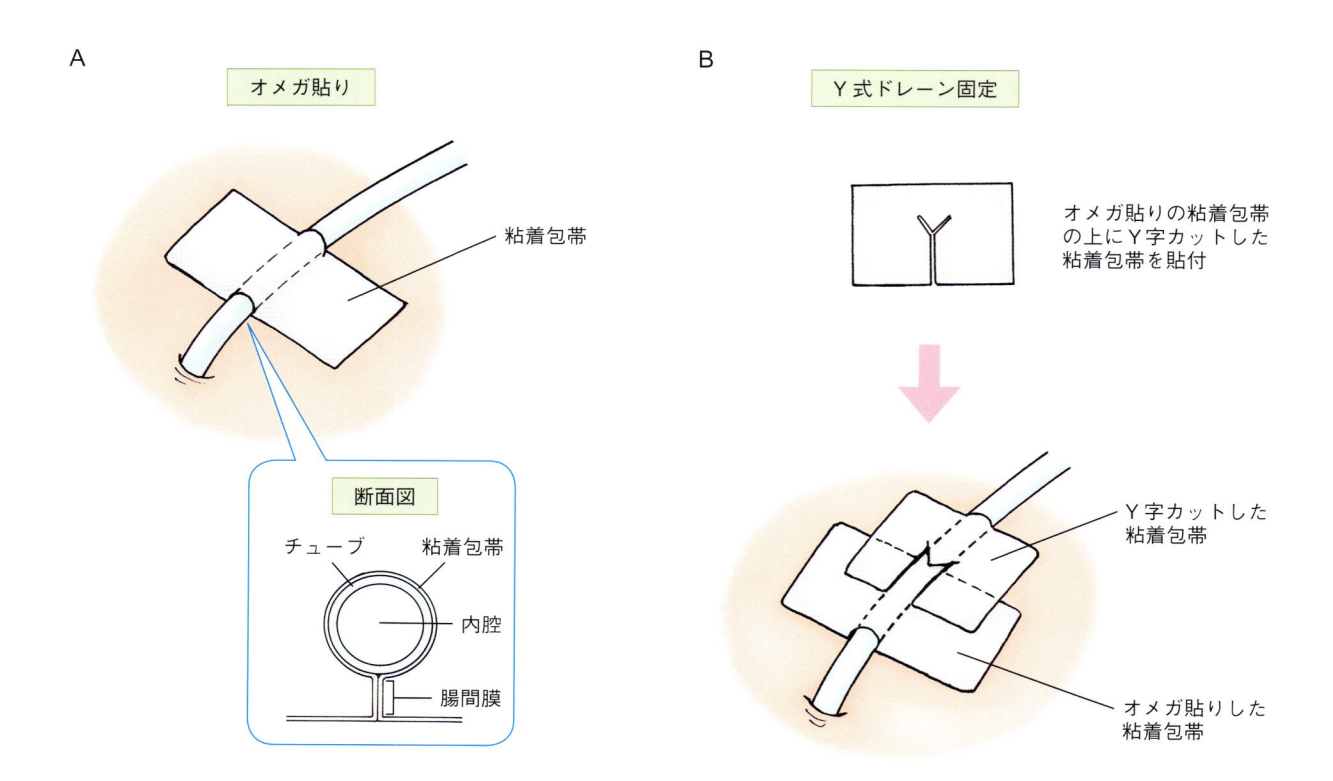

図5 Y 式ドレーン固定法

A：まず，ドレーンチューブをいわゆる「オメガ貼り」の要領で，一度皮膚に固定する．この時，しっかりと「腸間膜」状のあそびを作成し，ドレーンと皮膚が直接接触しないようにする．

B：続いて，Y 字に切り込みを入れた粘着包帯をドレーンの末梢側（排液バッグ側）から，「オメガ貼り」に使用した粘着包帯の上に貼付する．これにより粘着包帯が容易に剥がれないようになる．

ドレーンの処置

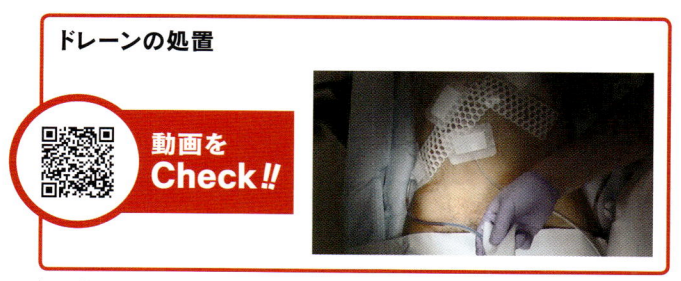

動画を Check‼

https://gakken-mesh.jp/app/webroot/ds/001 bos/1-3-2.html

≫ ドレーン管理

● ドレーンの管理は，主に観察と処置の2つに分けられる．観察する対象は，ドレーン排液の性状，量，そしてドレーン全体であり，ドレーンに対する処置としては，閉塞していないかの確認，ドレーンの洗浄，そして排液の検査がある．

● ドレーンの観察においては，ドレーン排液だけでなく，ドレーン刺入部を含むドレーン全体を見ることも重要である．ドレーン固定の段階で折れ癖がついており排液量が少なくなっている場合や，ドレーン刺入部の脇から排液が漏れている場合，ドレーン固定に伴って皮膚炎を起こしている場合などがある．これらは珍しいことではないので，注意が必要である．

〈性状〉

● ドレーン排液の性状を観察する場合は，特に「ドレーンの排液は何か」を考える．排液の性状で，急な対応を要するものは出血である．ドレーンの性状が血性である場合は，何らかの術後出血が起こっていることはほぼ確実であると思われ，採血や輸血などの早期対応を行う．

● ドレーン排液が悪臭を放つ場合は，感染が疑われ，ドレーン排液培養を行うべきである．ドレーン排液の性状で，腸液混入の有無や，膵液瘻，胆汁漏，乳糜は概ね予想できるが 表2 ，排液を生化学検査に提出することで，膵液瘻，胆汁漏，乳糜は確定することができる．

表2 ドレーン排液の性状

ドレーン排液の色・性状と，疑われる内容と病態，続いて行われるべき排液の検査について示す．

色	赤	ワインレッド	灰色	淡黄色	濃黄色	乳白色
性状	凝血塊	不透明	不透明	不透明	やや透明バッグにも付着	不透明
内容	血液	膵液	膵液膿瘍	腸液	胆汁	乳糜
病態	出血	膵液瘻	膵液瘻縫合不全	縫合不全	胆汁漏	乳糜
検査	（採血）	培養アミラーゼ	培養アミラーゼ	培養ビリルビン	培養ビリルビン	培養中性脂肪

（齋藤恭子．ドレーンの廃液のアセスメント．ナース専科 2013:4;76. より引用改変．）

〈排液量〉

● 排液量は，性状，留置部位，手術方式により一概に比較はできないが，量が少ない場合は，閉塞や不十分なドレナージを疑い，また突然排液量が少なくなった場合は，閉塞やドレーンの逸脱を疑う．閉塞を疑う場合は，シリンジにて陰圧をかけて，液体が引けるかを確かめるか，少量の生理食塩水を注入し，閉塞がないことを確かめる．陰圧や生理食塩水で閉塞が解除する場合も多い．

● 排液量が多く，性状が血性であれば，術後出血を疑う．特に時間あたり50～100mLを超えて血性排液が持続する場合は，止血術を検討する必要がある．漿液性の排液が多量であれば腹水が考えられ，排液による脱水や電解質異常を念頭に置いて，補液の増量や採血によるチェックを行う．

<〈ドレーンの処置・検査〉

- 毎日のドレーン管理・処置としては，自然流下や持続陰圧の場合はそのまま，開放式の場合はガーゼ交換を行う．通常，術後の持続陰圧の閉鎖式ドレーンであれば，特に処置は必要としない．
- 膿瘍などに対する治療的ドレーンであり，持続洗浄を行うほどではないような場合は，回診時に洗浄を行う場合もある．洗浄などでドレーンを処置する場合は，逆行性感染や水平感染を予防するため，標準予防を行い，ドレーン接続部は直接接触せずに，アルコール綿などを介して触れるようにする．
- ドレーンに関する検査としては，排液に対する検査として，培養，細胞診，生化学検査がある．培養は感染が疑われる場合は必須である．生化学検査の項目としては，特異的な検査として，膵液瘻をみるためのアミラーゼ，胆汁漏をみるためのビリルビン，乳糜をみるための中性脂肪があり，また滲出性か漏出性かをみるために比重やアルブミンを調べたりもする **表2**．
- 位置の確認としては，CTやX線による評価を行い，ドレーンが挿入されている空間の情報を確認する．特に膿瘍に対するドレーンでは，ドレーン造影を行う．
- ドレーン管理時における最も重要なことは，ドレーンを抜去するか，そのまま留置するか，交換するかを決定することである．

》ドレーン留置の合併症

- ドレーン留置による合併症としては，挿入時の出血や臓器損傷，留置後は出血，疼痛，感染，またドレーンの圧迫による臓器損傷がある．ドレーン自体の問題としては，自然脱落か逸脱，自己抜去がある．ドレーン排液による皮膚炎や固定テープによる皮膚炎が生じる場合もある．
- ドレーン挿入時の出血に対しては，その場で止血を行う．ドレーン挿入操作による臓器損傷のリスクを減らすために，当施設ではトロッカー針を使用せずにドレーンのみとして留置を行っている．
- ドレーン留置後（病棟に帰室後）の刺入部からの出血は圧迫で対応し，それでも止血困難な場合は結紮止血を試みる．疼痛に関しては，ドレーンの固定糸により皮膚が引っ張られるために生じていることが多く，再固定が有効な場合が多い．
- 逆行性感染は，ドレーンの留置期間にも影響するため，必要なくなったドレーンは速やかに抜去することで対応する．
- 自然脱落などで，まだドレナージが必要なドレーンが抜去されてしまった場合でも，瘻孔が形成されていれば，再挿入することが可能である．ベッドサイドで再挿入困難な時は，透視下にアトムチューブやガイドワイヤーを用いて瘻孔を探ることで，ドレーンの再挿入を行う．

》ドレーン交換・抜去

- 術後の情報ドレーンや予防的ドレーンであれば，数日留置後に抜去する．
- 治療的ドレーンの場合，合併症が明らかに改善している場合は，特に問題なく抜去できるが，排液が汚染している場合や，ドレーン造影にて膿瘍腔が遺残している場合などは，ドレーンの位置を浅くしたり，短く細いものに交換することで，徐々に抜き上げてくる．場合によっては，ちょうどよい位置でドレナージできるようにドレーンの位置を変えたり，側孔のあるドレーンに入れ替えたりする．
- 入れ替え時は，術後2週間程度経過していればすでに瘻孔が形成されているため，安全に入れ替えを行うことができる．しかし，術前よりステロイドを服用している場合などは，瘻孔が全く形成されていない場合もあり注意を要する．
- ドレーンを留置しているにもかかわらず膿瘍が改善しない場合や，治療的ドレーンを留置するための安全なドレナージルートが超音波ガイド下やCTガイド下に確保できない場合などは開腹ドレナージを検討すべきである．

局所麻酔不要のドレーン再固定法

　ドレーンを浅くするなど再固定が必要な場合，これまでの固定糸を外し，局所麻酔を行い，新たに固定糸による縫合固定を行うのは，患者・医療者ともにストレスを伴う操作である．当施設では，この操作を簡略化した方法を採用している．

　前述のとおり，当施設では術後のドレーン固定においては，皮膚を固定糸で一度結紮した後，その糸をドレーンに回して固定している．ドレーンの固定を外す際に，皮膚と固定している糸を切るのではなく，ドレーンに回している糸を切ることで，ドレーンは自由になり引き抜くことが可能となる．ドレーンの位置を変えた後で，新しい糸を用いて，もともと皮膚に縫合している糸にかけて一度結紮し，続いてドレーンに回して固定する．

　皮膚にかけていた糸を再利用することで，局所麻酔をすることなくドレーンを再固定することが可能となる 図6 ．

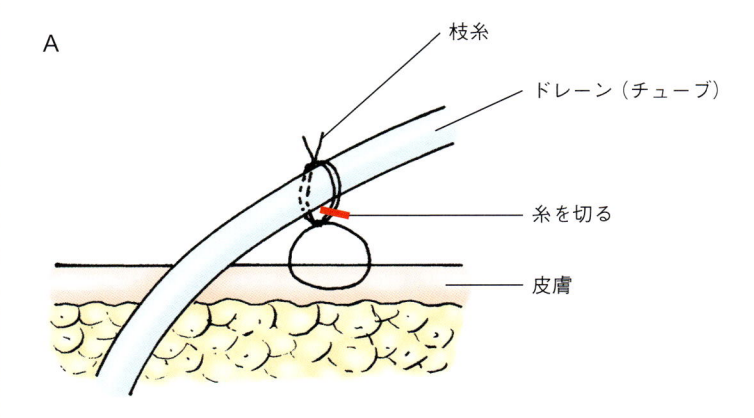

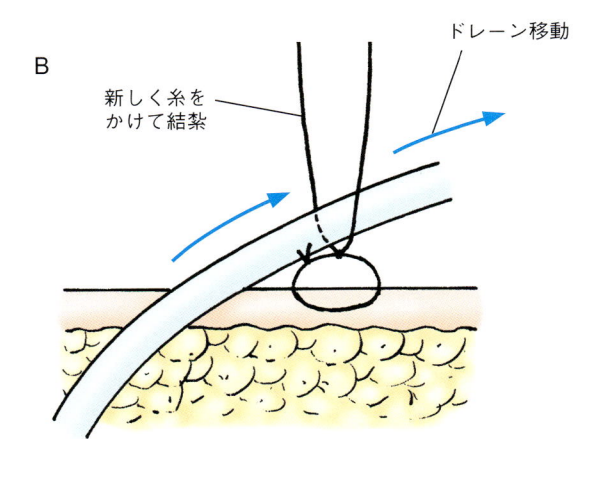

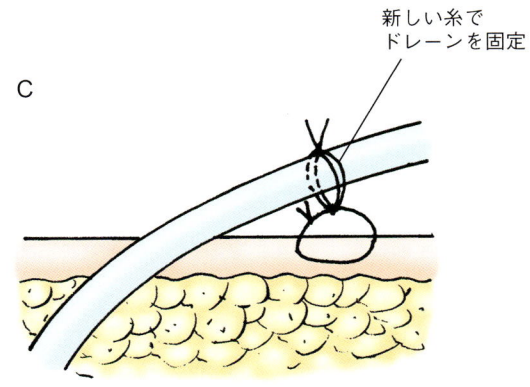

図6 簡易ドレーンの再固定法
皮膚を結紮する部位の糸ではなく，ドレーンを直接固定する糸を切り（A），ドレーンを移動する．ドレーンの再固定時には，新しい糸を用いて一度皮膚に残した糸と結紮し（B），続いてドレーンを固定する（C）．
この操作により，局所麻酔を用いることなくドレーンの再固定を行うことが可能となる．

　　ドレーン抜去部からの滲出液が多い場合，ガーゼ交換の回数が増え，スタッフの負担も大きくなりやすい．また，排液量の測定も困難である．当施設では，ドレーン抜去部の滲出液が多い場合や，ドレーンの脇漏れが多量の場合，ドレーンパウチを貼付することで，滲出液の回収を可能にし，ガーゼ交換の作業を省略する方法を採用している 図7 [3].

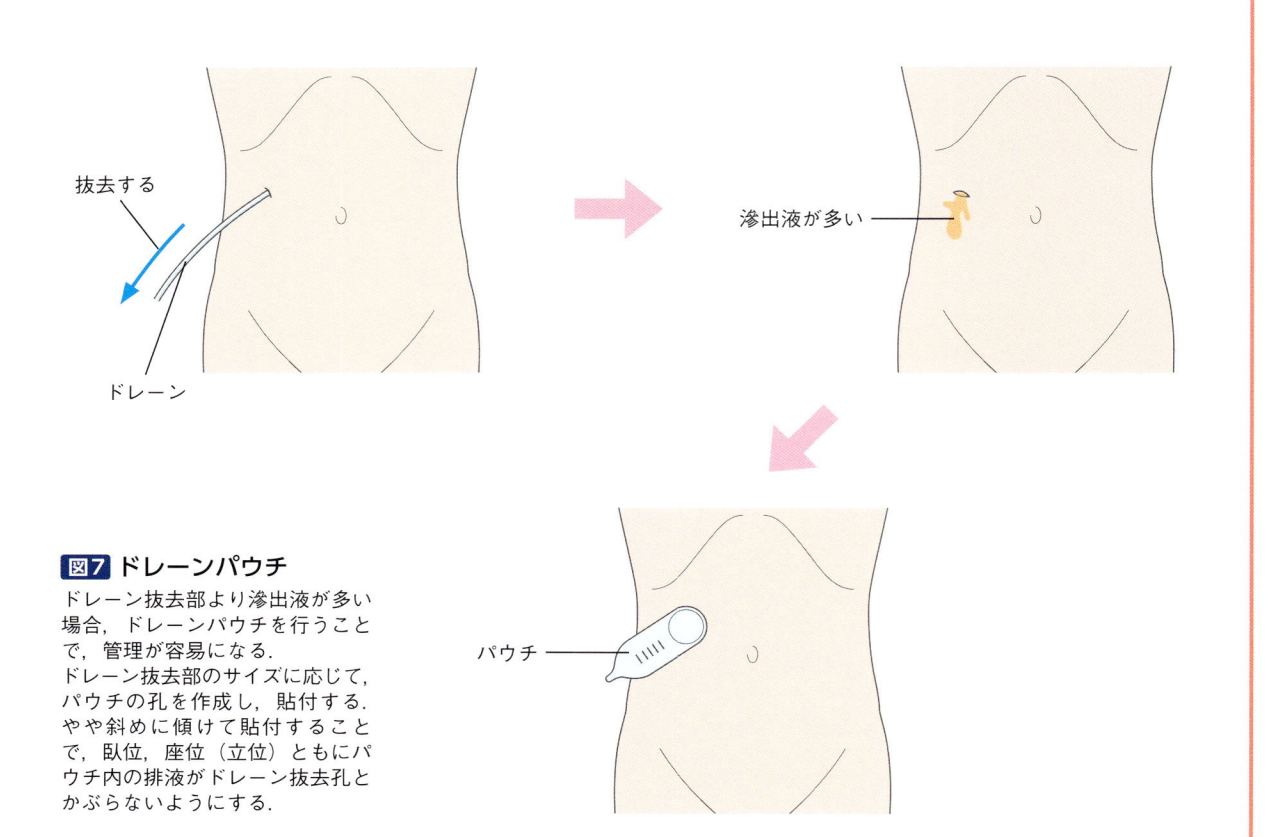

図7 ドレーンパウチ
ドレーン抜去部より滲出液が多い場合，ドレーンパウチを行うことで，管理が容易になる．
ドレーン抜去部のサイズに応じて，パウチの孔を作成し，貼付する．やや斜めに傾けて貼付することで，臥位，座位（立位）ともにパウチ内の排液がドレーン抜去孔とかぶらないようにする．

≫ 各手術におけるドレーン

〈胃手術：胃全摘，幽門側胃切除〉

● 胃手術後のドレーン留置は，縫合不全のモニタリングと発生時の治療を目的として行われる．縫合不全をターゲットとすることから，吻合部に近いドレーンの収まりのよい場所に留置されるべきである．胃全摘術であれば，縫合不全のリスクが高いのは，食道空腸吻合部であり，その周囲の左横隔膜下に留置される．幽門側胃切除術であれば，残胃と吻合する腸管によりドレーン位置がやや異なるが，吻合部近傍に留置する．

● 当施設では，胃全摘では全例にドレーンを留置しているが，幽門側胃切除術では術後の縫合不全も少なく全例にドレーンを留置する必要はないと思われるが，術後膵液瘻のリスクがある場合など，症例に応じてドレーンを留置している．

〈大腸手術：直腸切除，右半結腸切除〉

● 大腸手術後のドレーンも，胃手術と同様に縫合不全のモニタリングと発生時のドレナージを目的として留置される．吻合部近傍に留置されることが望ましいが，右半結腸切除術では吻合部の可動性が高く，近傍への留置が難しいことがある．

● 右半結腸切除術では，通常はドレーン留置を行っていないが，留置する場合は右の傍結腸溝 図4 ❺ に留置している．左半結腸切除術，S状結腸切除術，直腸切除術では，ダグラス窩・直腸膀胱窩 図4 ❼ にドレーンを留置し，また症例に応じて減圧目的で経肛門ドレーンを留置している．

〈肝臓手術〉

- 肝切除術後は，切離面近傍にドレーンを留置し，出血および胆汁漏のモニタリングを行い，胆汁漏や肝膿瘍発生時のドレナージルートとしている．
- 肝切離面が小さく，正常肝の場合はドレーンを留置していない．胆道再建を伴う肝切除術では全例で切離面と，胆管空腸吻合部にドレーンを留置している．

〈胆嚢手術〉

- 待機的な胆嚢摘出術後は通常ドレーン留置を行っていない．胆嚢摘出術後のドレーンは，出血のモニタリングと術後胆汁漏のモニタリング，および発生時のドレナージ目的に留置される．
- ドレーンの留置場所は，肝下面の胆嚢床近傍やモリソン窩 図4 ❹ である．

〈膵臓手術：膵頭十二指腸切除術，膵体尾部切除術〉

- 膵頭十二指腸切除術後のドレーン留置の目的は，膵液瘻，胆汁漏のモニタリングと発生時のドレナージである．ドレーン留置部位としては，膵消化管吻合部および胆管空腸吻合部近傍に留置されるべきである．膵液瘻，胆汁漏のモニタリングとしては，ドレーン排液のアミラーゼ，ビリルビン測定が行われ，施設基準の3倍以上を膵液瘻とし，血清ビリルビン値の3倍以上を胆汁漏とする定義が広く用いられている．
- 膵頭十二指腸切除術後の2つの無作為化比較試験は相反する結果であるが，現段階ではドレーン留置は有用な可能性があると考えられる．
- 膵頭十二指腸切除術における膵空腸吻合のステントの有無については，無作為化比較試験がいくつかあり[4]，メタアナリシスを行うと，ステント留置は膵液瘻予防に有用であるという結果であった．

〈腹膜炎〉

- 消化管穿孔による腹膜炎を念頭に考える．膿瘍形成があり，手術的にドレナージされた場合，同部位にドレーンを留置する（感染・壊死部が十分にデブリされ，洗浄されている場合は必須ではない）．
- 消化管吻合や縫合が行われていれば，その周囲に縫合不全のモニタリングおよび発生時の治療を目的に留置する．さらに，縫合不全発症時や膿瘍ドレナージが不十分な場合に貯留する可能性がある部位（左右の横隔膜下 図4 ❶，図4 ❷，ダグラス窩・直腸膀胱窩 図4 ❼ など）にも留置する．

≫ おわりに

- 消化器外科領域の予防的ドレーン留置の是非に関しては，いまだに議論がある．ドレーン留置による出血の早期発見や治療的ドレナージとしてのメリットと，逆行性感染や疼痛などのデメリットを比較して，留置を検討すべきである．また，ドレーンを一旦留置した後の管理についてもよく検討して処置を行うべきである．
- 留置期間が長くなるにつれドレーンによる合併症は増加するため，『CDC ガイドライン』[2] のとおり，「可能な限り早く抜去」するべきであると考える．

文 献

1）石田晶玄，大塚英郎，海野倫明．肝胆膵外科におけるドレーン使用の原則．日本外科感染症学会雑誌 2018; 15: 174-80.

2）Berrios-Torres SI, Umscheid CA, Bratzler DW, et al. Centers for Disease Control and Prevention Guideline for the Prevention of Surgical Site Infection, 2017. JAMA Surg 2017; 152: 784-91.

3）大塚英郎，鈴木正徳，海野倫明，ほか．肝臓外科周術期管理におけるドレーンパウチ法の有用性．日本消化器外科学会雑誌 2002; 35: 575-81.

4）Motoi F, Egawa S, Rikiyama T, et al. Randomized clinical trial of external stent drainage of the pancreatic duct to reduce postoperative pancreatic fistula after pancreaticojejunostomy. Br J Surg 2012; 99: 524-31.

基本的な手術体位

（Basic Position for Surgery）

▶▶ 前田耕太郎[*1]，花井恒一[*2]，小出欣和[*2]

（[*1] 藤田医科大学病院国際医療センター，[*2] 藤田医科大学総合消化器外科）

知識のゴール

- 体位決定の際に必要な条件と基本的な留意事項を理解する．
- 各体位における皮膚障害好発部位と予防法を理解する．
- 静脈血栓塞栓症のリスクと予防を理解する．
- 末梢神経の走行と各体位における神経障害のリスクと予防を理解する．
- 手術良肢位を理解する．

》手術体位選択の基本的留意事項

- 体位選択にあたっては，どの体位を選択するにしても **表1** の基本的事項を遵守して体位の選択・施行を行う必要がある．

表1 手術体位の条件と基本的留意事項

十分な視野が確保され，手術進行に影響がない
麻酔科医から患者の観察がしやすく，急変時対応可能
呼吸，循環，末梢循環，神経系の機能障害がない
過剰な圧迫や伸展，牽引が加わらない
生理的な可動範囲内である
安全，安楽な体位である
長時間耐えられる体位である

〈手術部位への適切なアプローチが可能な体位〉

- 手術操作を適切に行うために，無駄のない最もアプローチしやすい体位を選択する．
- 体位によって手術操作が困難になったり，操作部位へのアプローチが遠くなったりすることがないような体位を選択する．
- 腹腔鏡下手術では，体位によって鉗子操作が困難になったり，鉗子が下肢などに当たることがない体位を選択する．

〈麻酔の全身管理を適切に行える体位〉

- 全身麻酔症例では，呼吸・循環の管理が適切に行える体位を選択する．
- 麻酔科医から患者の観察がしやすく，急変時に処置ができる体位を選択する．

〈合併症を起こさない体位〉

- 手術の体位によって引き起こされる可能性のある合併症には，静脈血栓塞栓症や皮膚障害，神経麻痺などがある **表2**.
- 固定が不十分な場合には，骨折なども起こりうるので注意する.

表2 手術の体位によって引き起こされやすい主な合併症

肺血栓塞栓症，静脈血栓塞栓症
圧迫による皮膚障害
神経麻痺
呼吸・循環障害
手術台からの落下による骨折

肺血栓塞栓症，静脈血栓塞栓症の予防

- 深部下肢静脈血栓塞栓症の予防には，下肢のストッキング装着や，間歇的空気圧迫法による予防が推奨されている.
- 年齢，手術時間や侵襲の程度などのリスクレベルによって対応を選択する **表3**.

表3 一般外科手術における静脈血栓塞栓症のリスクと予防（当院の指針）

リスクレベル	手術	予防法
低リスク	60 歳未満の非大手術 40 歳未満の大手術	早期離床および 積極的な運動
中リスク	60 歳以上あるいは危険因子がある非大手術 40 歳以上あるいは危険因子がある大手術	弾性ストッキングあるいは 間歇的空気圧迫
高リスク	40 歳以上の癌の大手術	間歇的空気圧迫法あるいは 低用量未分画ヘパリン
最高リスク	静脈血栓塞栓症の既往あるいは血栓性素因がある大手術	低用量未分画ヘパリンと 間歇的空気圧迫法の併用 あるいは 低用量未分画ヘパリンと 弾性ストッキングの併用

皮膚障害の予防

- 術前に，体の負荷がかかりやすい部位に発赤などがないかをチェックしておく.
- 負荷のかかりやすい部位は，体位によって異なるので，各々の体位で負荷のかかりやすい部位に注意する.
- 負荷のかかる体位を選択する際には，これらの部位にタオル，クッションや体圧分散式マットレスなどを置いて免荷を行う.
- 手術終了時には，負荷のかかりやすい部位で発赤や褥瘡などがないか再度チェックする.

神経麻痺の予防

- 四肢の過伸展や体位をとるための器具との接触によって神経麻痺を起こしうる.
- 四肢の過伸展に注意するとともに，体と硬い固定器具との接触に注意し，クッションやタオルなどを用いて負荷のかかりやすい部位を保護する必要がある.

- より生理的で，安全，安楽な体位にする．
- 過剰な圧迫や伸展，牽引が加わらない体位にする．
- 長時間耐えられる手術良肢位にする 表4 ．

表4 手術良肢位

肩関節	側方挙上位（0 ～ 90 度外転）
肘関節	0 度もしくは軽度屈曲（体位により 90 度以内）
手関節	軽度背屈（10 ～ 20 度）
股関節	軽度屈曲・外転位（10 ～ 30 度〈砕石位では外転 40 度以内〉）
膝関節	軽度屈曲位（10 ～ 30 度）
足関節	中間位

〈体の落下のない体位と固定〉
- 体の固定や把持が十分でない場合には，四肢や体の落下により骨折などが起こる．
- 手術台への体の固定に注意する．

≫ 仰臥位

- 仰臥位は，手術時に多く使用される体位であるが，近年，腹腔鏡下手術の普及もあり開脚位と併用されることが多い．
- 体位の名称も，この組み合わせによって総称されることが多い．
- 両腕を体幹の横に置く場合や，開く場合，片腕のみ開く場合など手術によって選択する．

〈仰臥位のみの場合〉 図1 ， 図2
- 最も多用される体位であるが，皮膚障害が起こりやすい負荷のかかる部位への免荷，体温保持，神経損傷の留意，点滴・カテーテルなどのルートの安全な確保，静脈血栓の予防に注意する．

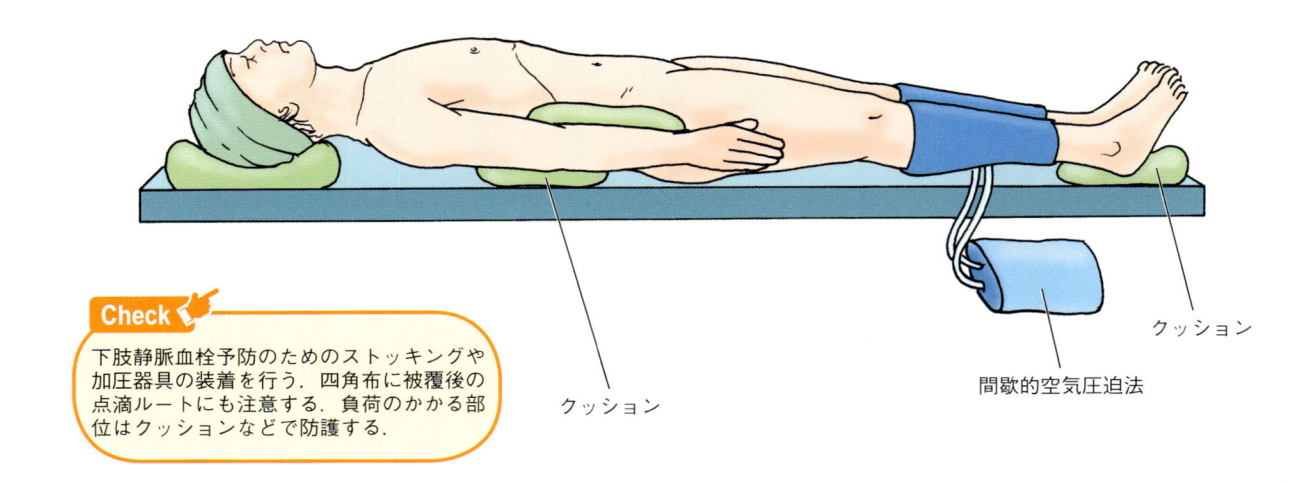

Check
下肢静脈血栓予防のためのストッキングや加圧器具の装着を行う．四角布に被覆後の点滴ルートにも注意する．負荷のかかる部位はクッションなどで防護する．

クッション

間歇的空気圧迫法

クッション

図1 仰臥位（両腕が体幹の横の場合）

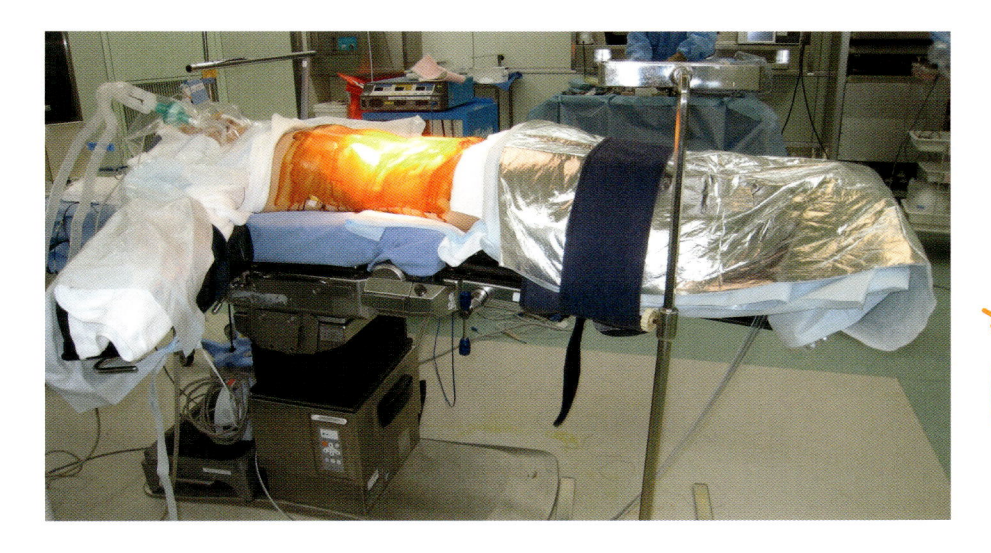

Check

開いた両腕が過伸展とならないように，肩関節と肘関節の自然な状態保持に注意する．

図2 仰臥位（両腕を開いた場合）

手術野以外は，患者への負荷防止と保温が可能なようにタオルやクッションなどを用いてカバーを行う．

● 皮膚障害と神経障害が起こりやすい部位を **表5** に，末梢神経障害の支配領域と神経障害時の症状を **表6** に示す．

表5 皮膚障害と末梢神経障害が起こりやすい部位（仰臥位の場合）

皮膚障害	後頭部	
	肩甲骨部	
	肘骨部	
	仙骨部	
	踵骨部	
末梢神経障害	腕神経叢	橈骨神経
		尺骨神経
	総腓骨神経	

表6 神経支配領域と神経障害時の症状

神経		神経支配領域	神経障害時の症状
腕神経叢	橈骨神経	上肢全体を支配，胸背部表層まで 上腕と前腕の伸筋群，上肢の伸側の皮膚	下垂手，手首の伸展不可能 しびれや疼痛
	尺骨神経	前腕の屈筋，内側の手の筋群，尺側の皮膚	鷲爪手，しびれや疼痛
仙骨神経叢	坐骨神経	大腿の屈筋群，大腿と下腿の後面の皮膚	股関節と膝の屈曲および 伸展不可能，しびれや疼痛， 下垂足，足の背屈不可能
	腓骨神経	下腿や足の外側	

除圧・神経障害の予防

①体幹
- ソフトナースやアクションパッドによる除圧.

②頭部
- 円座枕を使用.
- 長時間手術の場合にはゲル円座を使用.
- ゲル円座では頭部の固定に注意.

③上肢
- 両腕を開く場合には手台を使用.
- 腕神経叢の過度の牽引を避けるために外転は 90 度以下.
- 前腕は回内回外中間位 (橈骨神経, 尺骨神経麻痺防止).
- 腕の過伸展による上腕神経麻痺の回避のために, 手台と手術台の高さは水平にする.
- 手の落下を防ぐためにベルト固定.
- 上肢をタオルなどでカバーして保温にも留意する.

④下肢
- 踵部は圧がかかりやすいため除圧.
- 股関節は 10 ～ 30 度.
- 膝関節は 10 度屈曲位.
- 落下防止のベルト固定.
- 下肢をタオルなどでカバーして保温にも留意する.

〈仰臥位＋開脚位〉 図3
- 仰臥位と開脚位を併用した体位は, 腹腔鏡下手術で多用される体位である.
- マジックベッドを使用する場合と使用しない場合がある.
- 術中の体位の変化が予想される腹腔鏡下手術では, 四角布で蔽う前に, 体位を変化させた場合に問題がないかを確認しておく.
- マジックベッド使用時はベッドに当たる部位にクッションやタオルなどを用いて体を十分保護する.
- 仙骨部, 尾骨部, 背部, 肘などの体の負荷がかかりやすい部位では術前に皮膚の変化を確認する.
- 術後にも上記の部位に変化がないか確認する.

Check 👉
マジックベッドに固定後, 頭低位などの術中に予想される体位の変化によって, 落下しないかや過度の負荷がかからないかをあらかじめチェックする. 仙骨部, 尾骨部, 背部, 肘などの体の負荷がかかりやすい部位は, 体位をとる前に発赤などのチェックをしておく. 手術終了時にも同部位に発赤などがないかのチェックを行う.

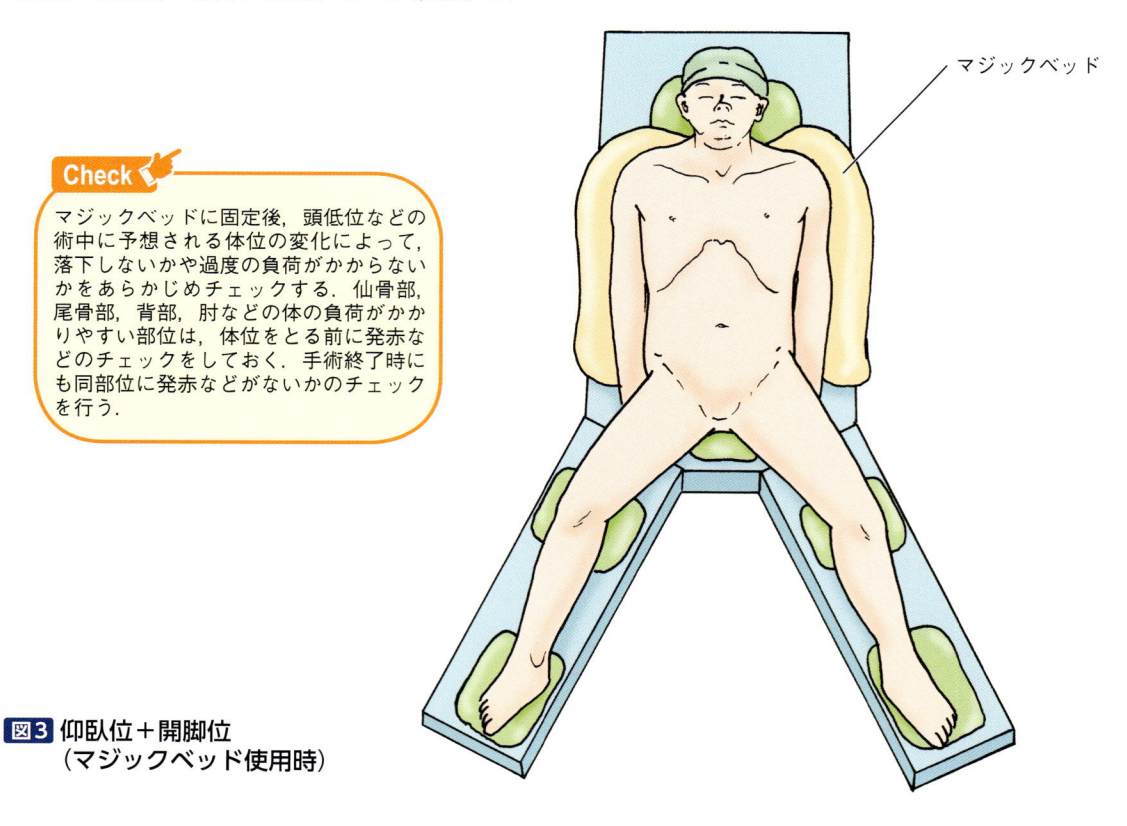

マジックベッド

図3 仰臥位＋開脚位
　　（マジックベッド使用時）

- 腹部と肛門部の両方の操作が必要な場合に用いられる.
- 腹腔鏡下手術の普及により, より多くの腹部手術にも用いられるようになってきた.
- 手術の種類や体幹と大腿の角度, 下肢の固定の方法により種々の体位のとり方がある.
- 従来の砕石位のとり方を基本として, それぞれの体位で注意が必要である.

〈従来の砕石位〉 図4

- 体幹に対して大腿を挙上する角度を大きくすると, 腹部操作が行いにくくなるので, 腹部操作の場合には体幹と大腿の角度を小さくする. 会陰操作の際には, 体幹と大腿の角度を大きくすることによって会陰部の視野展開が良好になるが, 膝関節部に負荷がかからないように注意する.
- 四角布が掛かったまま体位変更する予定の症例では, 四角布でカバーする前に無理な負荷がかからないか, 大腿の角度を変えてチェックしておく必要がある.

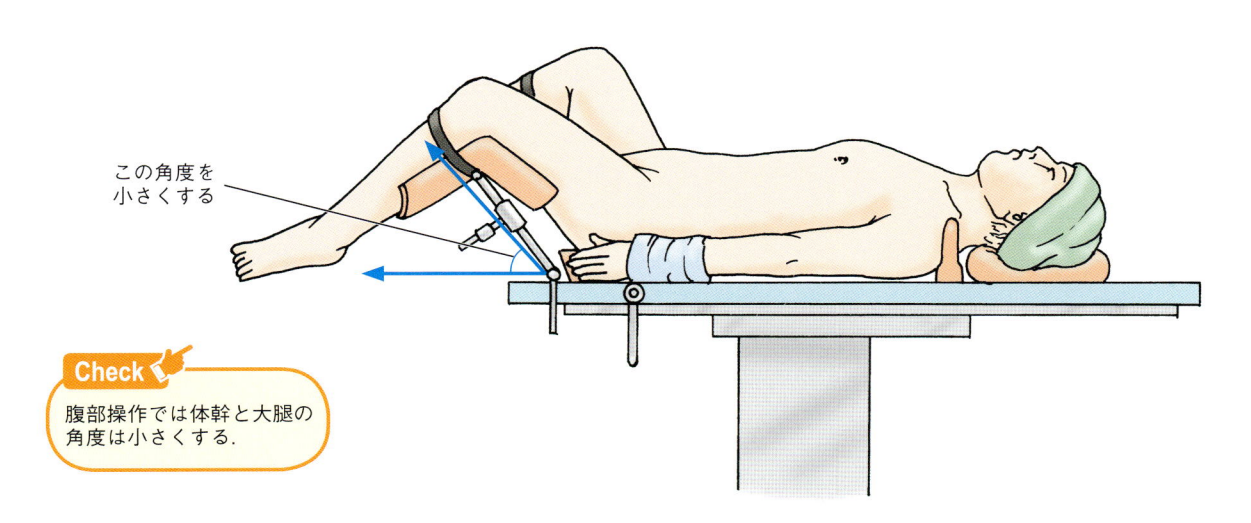

この角度を
小さくする

Check 🖊
腹部操作では体幹と大腿の
角度は小さくする.

図4 従来の砕石位
従来はマイルス手術に用いられた体位である.

- 仙骨部, 下腿固定部の負荷に注意して褥瘡や神経損傷を起こさないようにする. 大腿の挙上の角度は肛門部位の視野展開を確認しながら行う 図5. 陰嚢が弛んで視野展開の妨げにならないように, 陰嚢をガーゼで挙上固定する.

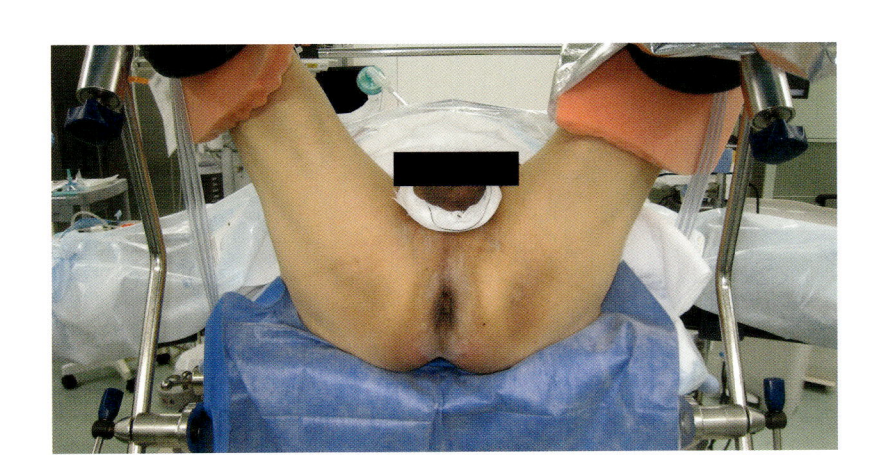

🖊 **Check**
会陰・肛門操作では体幹と
大腿の角度は大きくする.

図5 会陰操作や肛門手術で用いられる砕石位

- 両下肢の挙上は腹腔内臓器を頭側に押し上げるため，横隔膜の挙上が起きる．これにより肺活量は約20%程度低下する．
- 下肢挙上により，200〜400mLの血流変化が起きる．
- 皮膚障害と末梢神経障害が起こりやすい部位を 表7 に示す．
- 下肢の挙上具によって 表8 に示すように皮膚障害部位も異なる．なお，下肢の挙上により外転・外旋しやすいので，ドレーピングする前に確認する必要がある．

表7 皮膚障害と末梢神経障害が起こりやすい部位（砕石位の場合）

皮膚障害	後頭部	
	肩甲骨部	
	仙骨部	
	膝窩	
	膝外側顆	
	膝内側顆	
末梢神経障害	仙骨神経叢	坐骨神経
		腓骨神経
	大腿神経	
	閉鎖神経	
	総腓骨神経	

表8 各挙上具による皮膚障害が起こりやすい部位（砕石位の場合）

レビテーター	膝内側部
	膝外側部
	内踝部
	外踝部
支持器	膝窩部
	腓骨小頭部

- 砕石位時に必要な固定器具や保護材料を 表9 に示す．

表9 必要な固定器具と保護材料（砕石位の場合）

手術台は砕石位専用のベッドを使用，もしくはベッドの脚部分の外れるもの
手台
ドーナツ型円座
ソフトナース
アクションパッド
タオル
シーツ類
砕石脚架台・砕石板・砕石専用コネクター，またはレビテーター

体位セッティング時の手順

- 基本的に体位は仰臥位で行い，下肢を砕石脚架台に乗せる．
- 鼠径部，膝関節で屈曲する．

①体幹
- 仰臥位に準ずる（p.40 参照）．

②頭部
- 仰臥位に準ずる（p.40 参照）．

③上肢
- 仰臥位に準じて手台を使用し，横に開いて固定する．使用目的によっては，片方の上肢は体幹の横，もしくは両上肢を体幹の横にする．

④下肢
- 両下肢は対称的な角度，高さ，位置にする．
- 下肢挙上の際には，血圧の変動があることがあるので，麻酔科医に声掛けを行う．脚の挙上は片脚ずつ行う．
- 必要に応じて砕石脚架台にソフトナースを当てて膝窩を浮かして，膝窩動脈の閉塞を予防する．
- 足背動脈を触知して血流を確認する．
- 両下肢の脱落防止のために固定ベルトで固定を行う．

〈大腿開脚水平位〉 図6

- 大腿を開いて，大腿の高さを体幹と水平の位置にする体位である．
- 体幹に対して大腿が過伸展になっていないか注意する．術中に砕石位に変更する場合には，四角布を掛ける前に体位の変更を試して脚への負荷がないかを確認する．

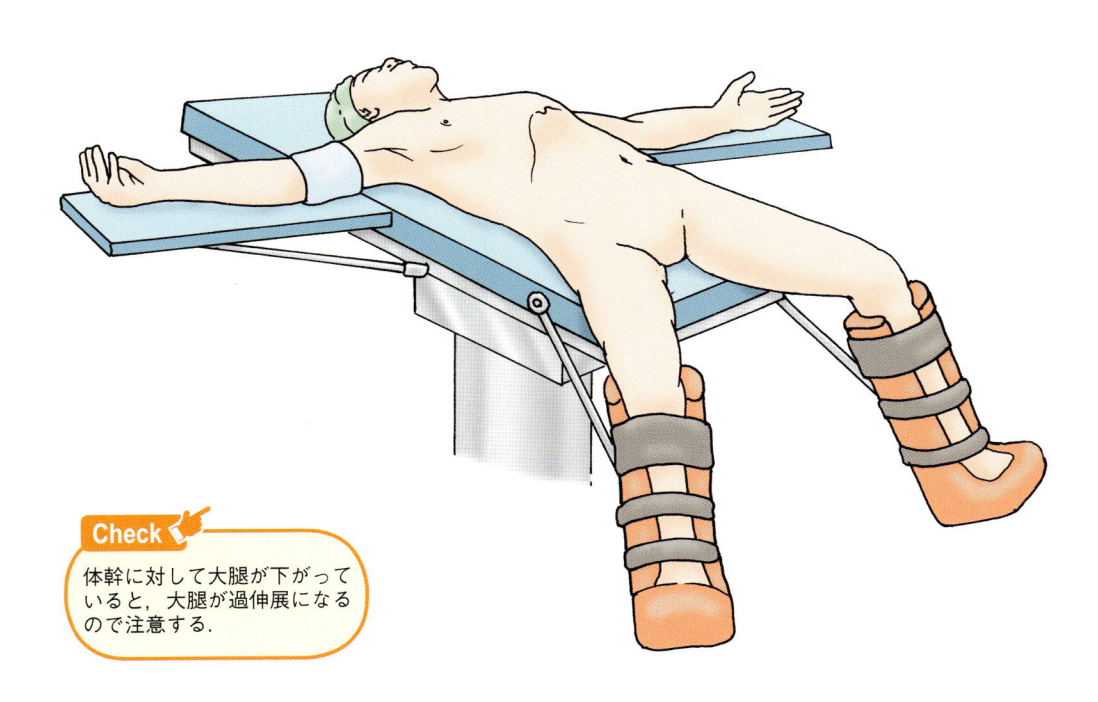

Check
体幹に対して大腿が下がっていると，大腿が過伸展になるので注意する．

図6 大腿開脚水平位
（前田耕太郎，花井恒一，佐藤美信，ほか．下部進行直腸癌に対する全自律神経温存・側方郭清を伴う低位前方切除術．消化器外科 2013; 36: 263-73. を参考に作成）

● 大腿開脚水平位では，従来の砕石位と比較して恥骨上縁より直腸下部を見下ろす角度が小さくなり，より直下に直腸下部を見ることができる **図7** .

砕石位

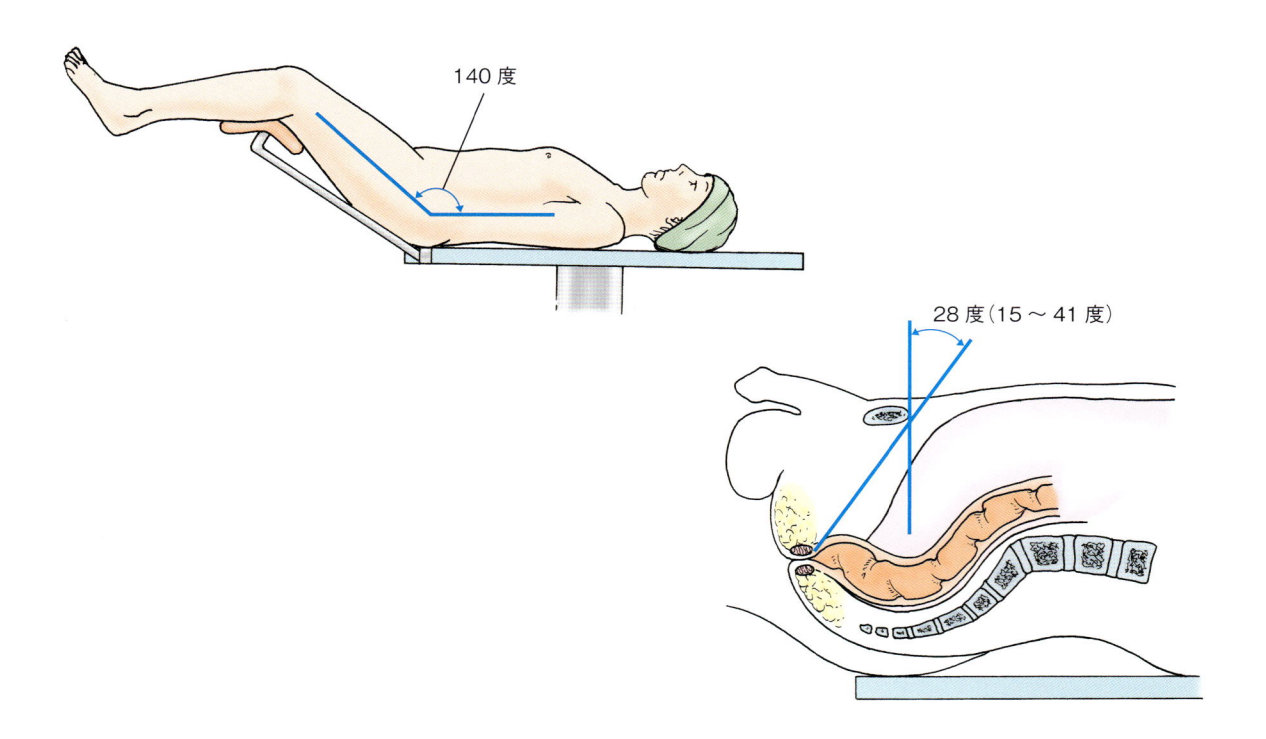

140 度

28 度（15 ～ 41 度）

大腿開脚水平位＋腰部高位

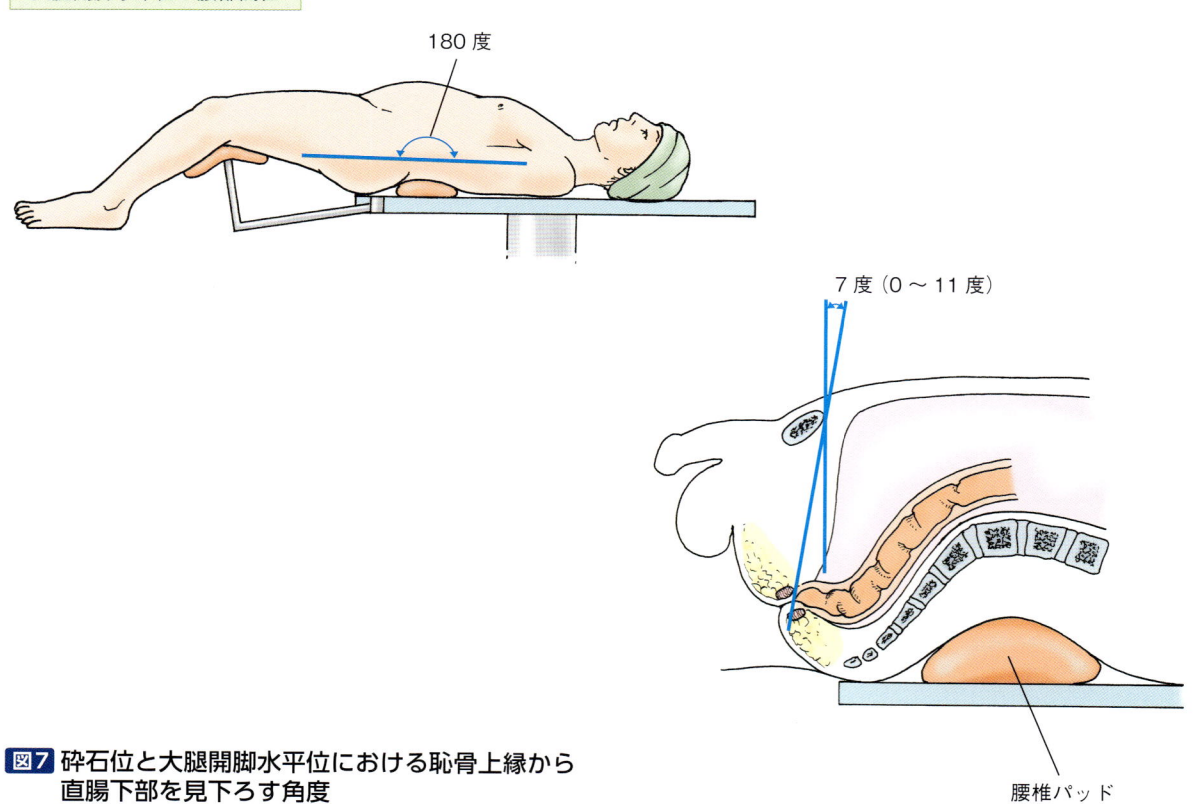

180 度

7 度（0 ～ 11 度）

腰椎パッド

図7 砕石位と大腿開脚水平位における恥骨上縁から
直腸下部を見下ろす角度

（Maeda K, Maruta M, Sato H, et al. "On table" positioning for optimal
access for cancer excision in the lower rectum. World J Surg 2004; 28:
416-9. を参考に作成）

〈腹腔鏡下手術で用いる砕石位〉　図8

● 術者の位置の対側の腕は開いておく.
● 静脈血栓塞栓症予防や，免荷の方法は従来の砕石位と同様である.

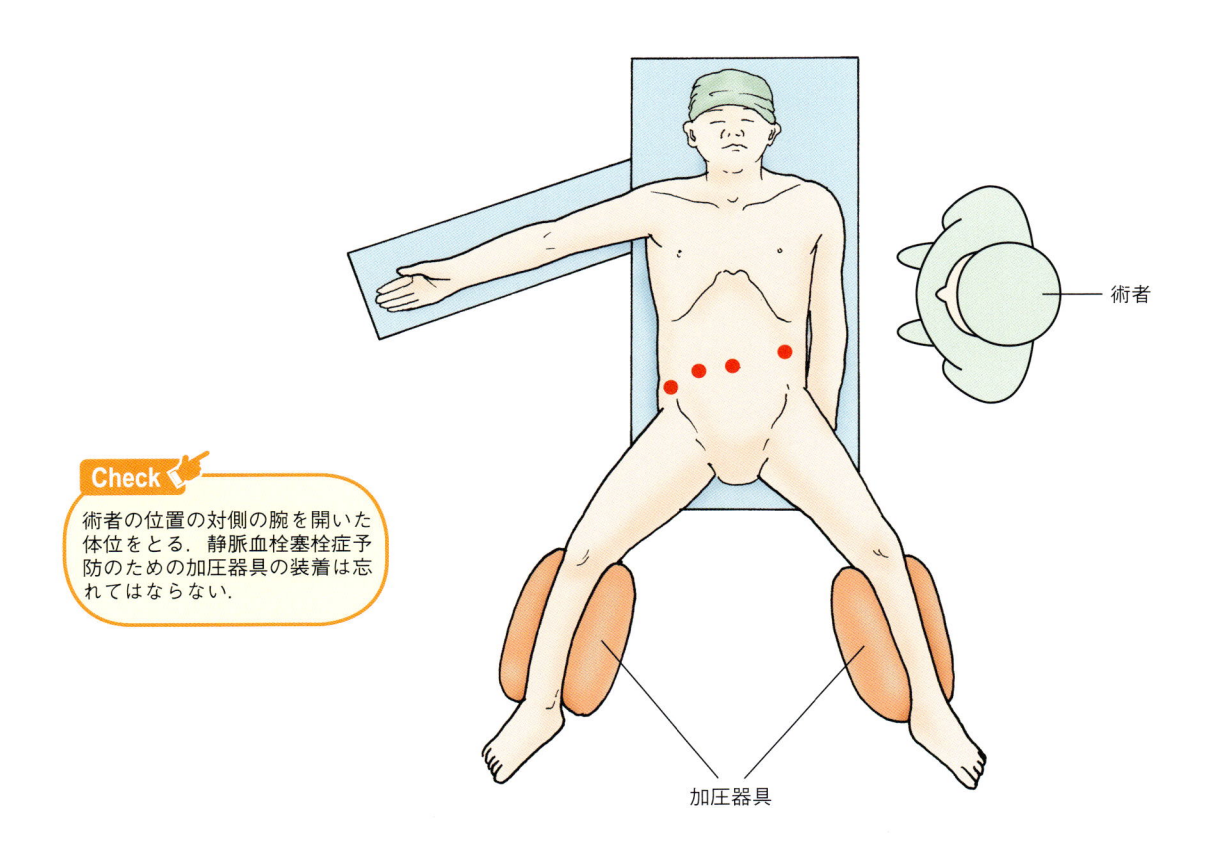

Check 👉
術者の位置の対側の腕を開いた
体位をとる. 静脈血栓塞栓症予
防のための加圧器具の装着は忘
れてはならない.

加圧器具

図8 腹腔鏡下手術で用いられる砕石位①
● ： ポート位置.

股関節・下肢の角度　図9

● 股関節の屈曲は 90 度以下とする.
● 股関節外転角度は 45 度以下とする.
● 膝関節の屈曲は 90 度以下とする.
● 肩，鼠径部，膝，足先が一直線となるような位置関係を保つ.

一直線になるように

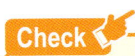
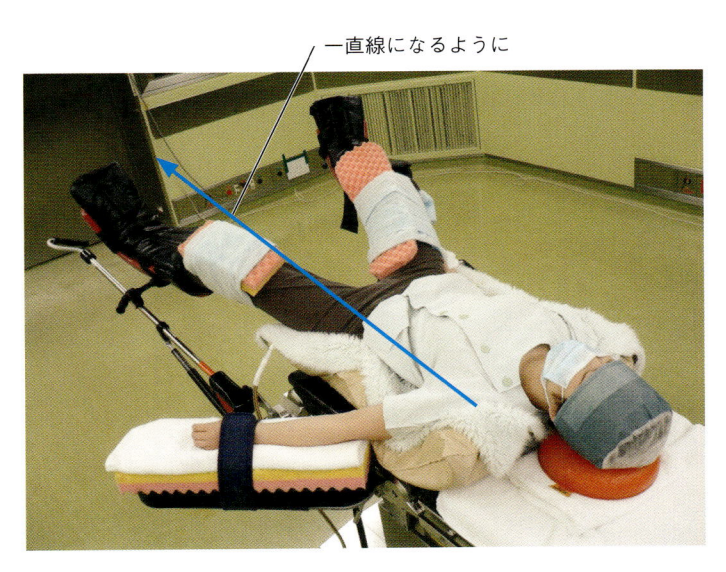

Check 👉
術中に体の負荷がかかる部分は
麻酔前にチェックし，その部位
にはクッションなどを置き保護
する.

図9 腹腔鏡下手術で用いられる砕石位②

血流の確認 図10
- レビテーター使用の際には，下腿や脚の部分に無理な負荷がかからないように四角布を掛ける前にチェックする．
- 膝窩動脈が圧迫されてないことを，足背動脈を触知して確認する．

神経麻痺，皮膚障害の予防 図10
- 膝内側の腓骨神経に圧迫がないことを確認する．
- 仙骨部の褥瘡発生に注意する．

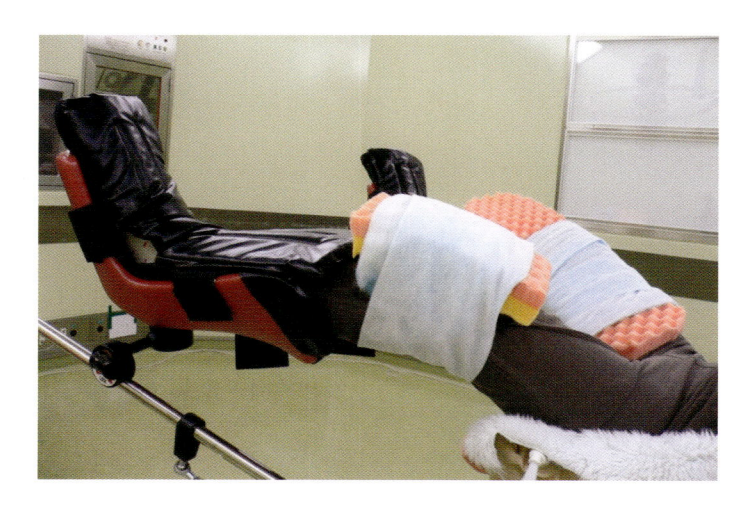

Don't!

仙骨部の褥瘡発生には注意が必要である．

図10 腹腔鏡下手術で用いられる砕石位の下肢の固定

≫ 腹臥位　図11，　図12
- 背部や後頭部，肛門周囲の手術操作に用いられる．
- 腰の部分で，体を軽度曲げて肛門部の視野を取りやすいようにしておく．
- 膝や踵の部位にはクッションを置く．腕は肘の部位で軽く曲げておく．腰部で体をベルトで固定する．
- 皮膚障害と末梢神経障害が起こりやすい部位を 表10 に示す．

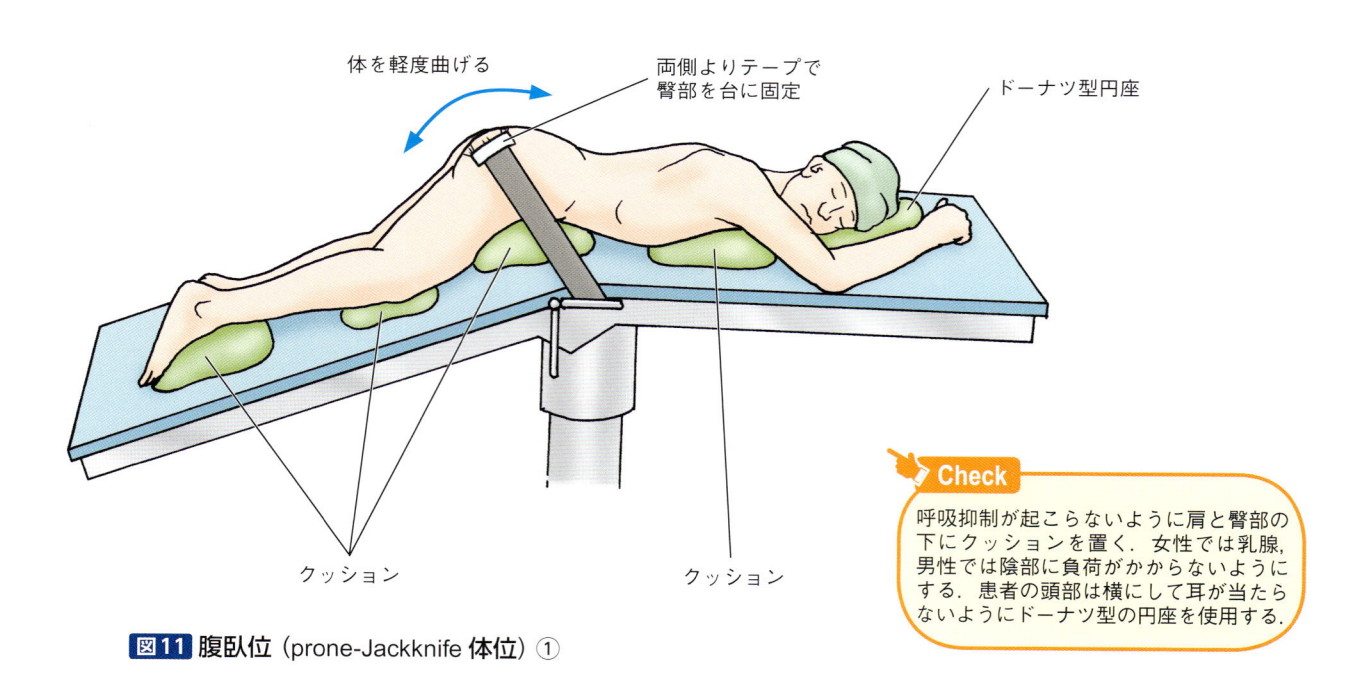

体を軽度曲げる

両側よりテープで臀部を台に固定

ドーナツ型円座

クッション

クッション

Check

呼吸抑制が起こらないように肩と臀部の下にクッションを置く．女性では乳腺，男性では陰部に負荷がかからないようにする．患者の頭部は横にして耳が当たらないようにドーナツ型の円座を使用する．

図11 腹臥位（prone-Jackknife 体位）①

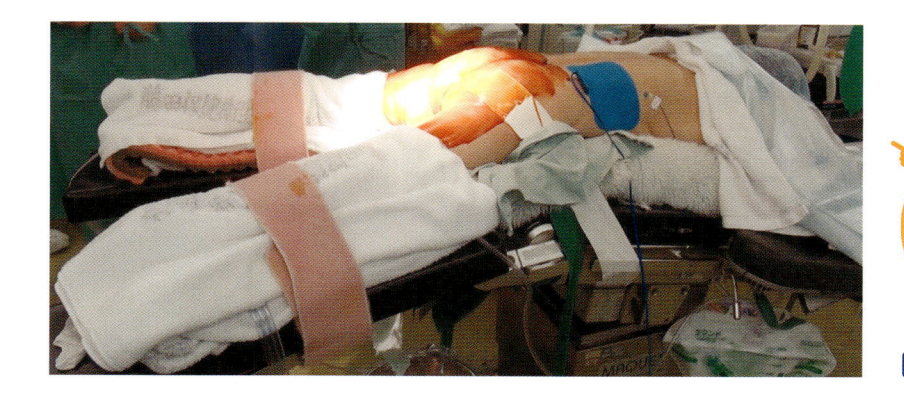

> **Check**
>
> 腰部で体を屈曲し，上半身は頭低位とする．気道確保と呼吸抑制に注意する．

図12 腹臥位②

表10 皮膚障害と末梢神経障害が起こりやすい部位（腹臥位の場合）

皮膚障害	前額部	
	頬部	
	顎部	
	肩峰突起部	
	胸部	
	腸骨部	
	陰部	
	膝関節部	
	足趾・足尖部	
末梢神経障害	視神経	
	腕神経叢	橈骨神経
		尺骨神経
	腓骨神経	
	総腓骨神経	

〈体位の取り方の注意事項〉

● 顔面を側方に向ける方法やプロンビュー®（Prone View®）などを用いて真下を向ける方法がある．

● 眼球や耳の圧迫に注意する．

● 挿管チューブ使用時には，管の屈曲や圧迫に注意する．

● 肛門周囲の手術は，臀部をテープで固定して牽引し視野展開を良好にする **図13**．

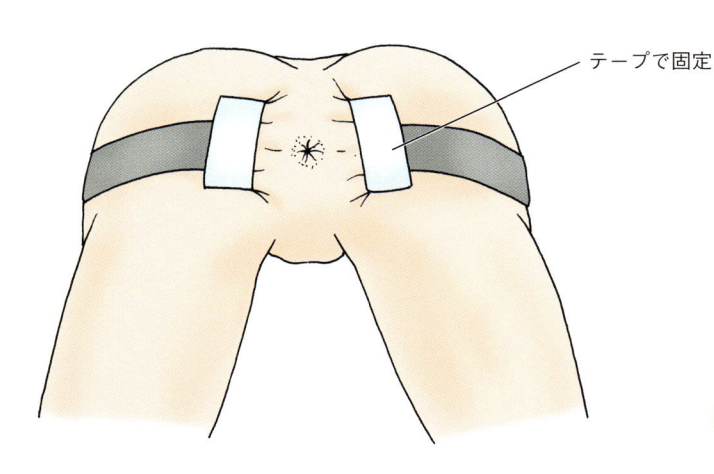

テープで固定

> **Check**
>
> 下肢はやや開いて腰部で体を固定する．基本的な免荷や姿勢，固定は **図11** の体位のとり方と同様である．術者が脚の間で操作を行う時には，足の台を開いた体位を取る．

図13 肛門手術で用いられる腹臥位
（prone-Jackknife 体位，尾側より）

- 食道，肺の手術などで用いられる．
- 除圧には多くのクッションなどを用いる．
- 皮膚障害と末梢神経障害が起こりやすい部位を 表11 に示す．

表11 皮膚障害と末梢神経障害が起こりやすい部位
（左側臥位の場合）

皮膚障害	頰部	
	耳介部	
	肩関節	
	肋骨部	
	腸骨部	
	大転子部	
	外顆部	
	踵部	
末梢神経障害	視神経	
	腕神経叢	橈骨神経
		尺骨神経
	腓骨神経	
	総腓骨神経	

〈体位作成の実際〉 図14 ， 図15
- 体の下方となる胸部の下にはアクションパッドなどを用いて肩峰部の除圧を行う．
- 両下肢の間もクッションで保護する．

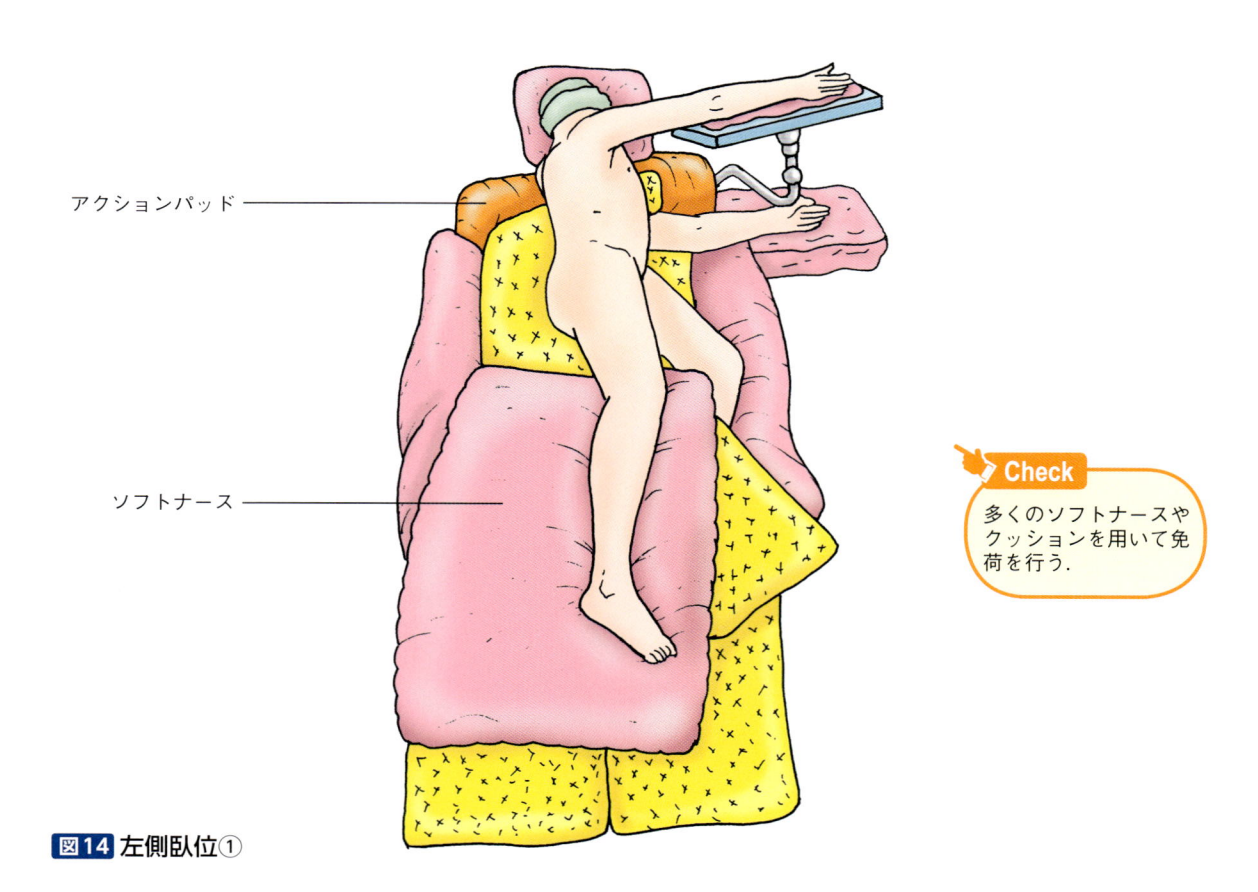

アクションパッド

ソフトナース

Check

多くのソフトナースや
クッションを用いて免
荷を行う．

図14 左側臥位①

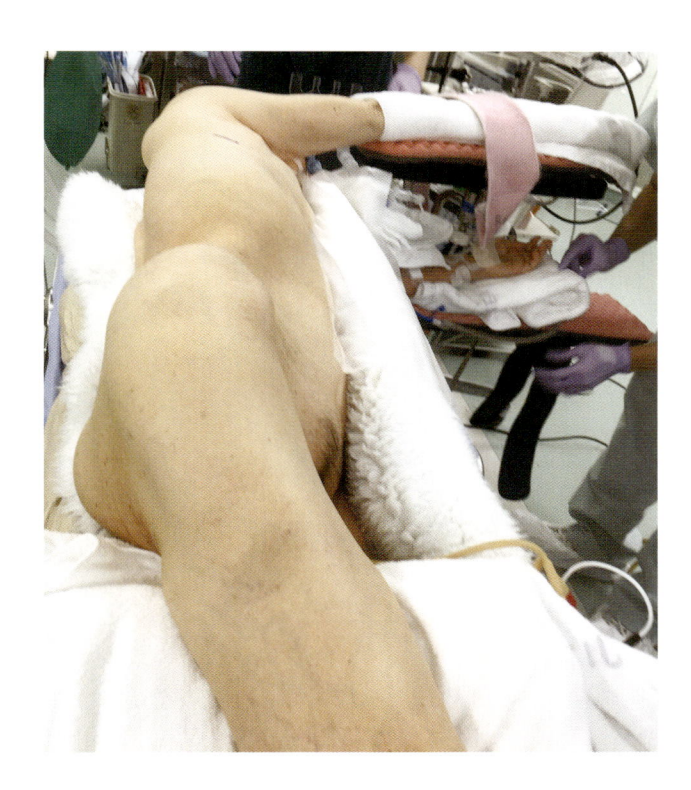

図15 左側臥位②

- 天井側となる上肢は肩より挙上しないように注意する．これは，頭部が下がったときに上肢の腕神経叢が過伸展するのを防止するためである．
- 手術台側の肩峰部の除圧を行う．マジックベッド使用時には圧迫が強いので，ソフトナースなどを褥瘡好発部位に用いて体圧の分散を行う．肩峰部に手を入れて，腋窩が圧迫されていないことを確認する．
- 下肢の位置取りに注意する **表12**．

表12 下肢の位置取りで注意すべきこと

上側の脚は水平にし，下側の下肢を圧迫しないようにする
下側の下肢は屈曲して固定する
内踝，外踝の除圧を行う
下肢が手術台から転落しないように，幅広の固定帯で固定する

文 献

1）Ross TM, Stern HS. Patient positioning for colorectal surgery. In: Rob & Smith's Operative Surgery-Surgery of the Colon, Rectum and Anus. 5th ed. Fielding JP, Goldberg SM eds. Butterworth-Heinemann Ltd; 1993. 47-50.

2）Maeda K, Maruta M, Sato H, et al. "On table" positioning for optimal access for cancer excision in the lower rectum. World J Surg 2004; 28: 416-9.

3）前田耕太郎，花井恒一，佐藤美信，ほか．下部進行直腸癌に対する全自律神経温存・側方郭清を伴う低位前方切除術．消化器外科 2013; 36: 263-73.

開腹・閉腹手技の基本
（Technique of Laparotomy and Closure）

▶▶ 大嶋陽幸 [*1]，島田英昭 [*1〜3]

（[*1] 東邦大学医学部医学科外科学講座一般・消化器外科，[*2] 東邦大学大学院消化器外科学講座，[*3] 東邦大学大学院臨床腫瘍学講座）

知識のゴール

- 腹壁の解剖を理解する.
- 開腹方法の適応を理解する.
- 開腹・閉腹を適切な器械を用いて行うことができる.

≫ はじめに

- 開腹手技は，消化器外科手術のまず初めに行う手技であり，開腹手術の基本手技の一つである．リズムのよい開腹手技から始めることで，スムーズな手術全体につながるように心がけたい.
- 閉腹手技を正しく行わないことが原因で，手術部位感染（surgical site infection; SSI）や腹壁瘢痕ヘルニアとなったり，整容性に問題が生じたりすることもある．たかが閉腹と思うことなく，確実に手技を体得する必要がある.
- 開腹・閉腹手技を解説した成書は少なく，施設ごとにいわゆるお作法が存在するが，それらは先輩である多くの外科医の知恵の結晶である．本稿では，現時点での当施設で行われている手技を中心に紹介する.

≫ 腹壁の解剖

- 消化器外科手術における開腹に必要な解剖は前腹壁の解剖であり，前腹壁を構成する皮膚，筋層および腹膜のそれぞれの立体的な関係を理解する必要がある．さらに，腹壁の血管と神経の走行も理解しておくことが望ましい.

- 皮膚は表皮，真皮，皮下組織により構成される **図1**．皮下組織は皮下脂肪層，浅筋膜とも呼ばれ，さらに2層で構成される．浅層は疎で脂肪の多い Camper's fascia，深層は皮下脂肪層の最下部に位置する線維性の比較的強靭な Scarpa's fascia である．

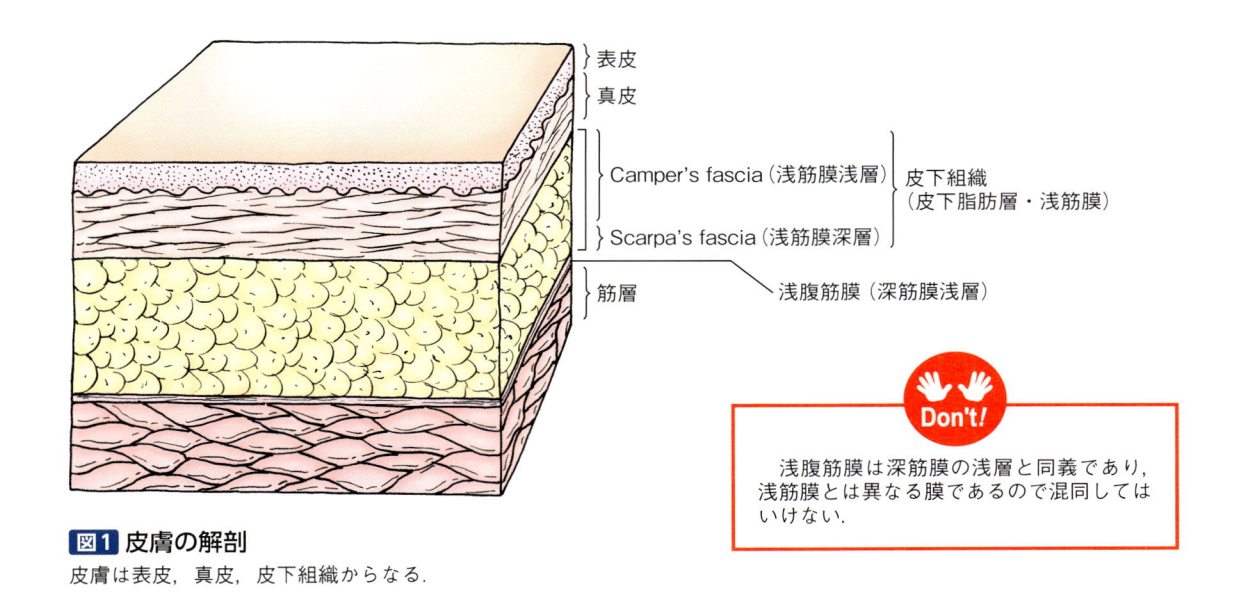

Don't!

浅腹筋膜は深筋膜の浅層と同義であり，浅筋膜とは異なる膜であるので混同してはいけない．

図1 皮膚の解剖
皮膚は表皮，真皮，皮下組織からなる．

- 皮膚の下層は筋層となるが，その部位によって構造が異なる．
- 前腹壁を構成する主要な筋肉は腹直筋，外腹斜筋，内腹斜筋，腹横筋である **図2**．
  腹直筋は恥骨結節上縁を起始として，剣状突起と第5〜7肋軟骨に停止する．

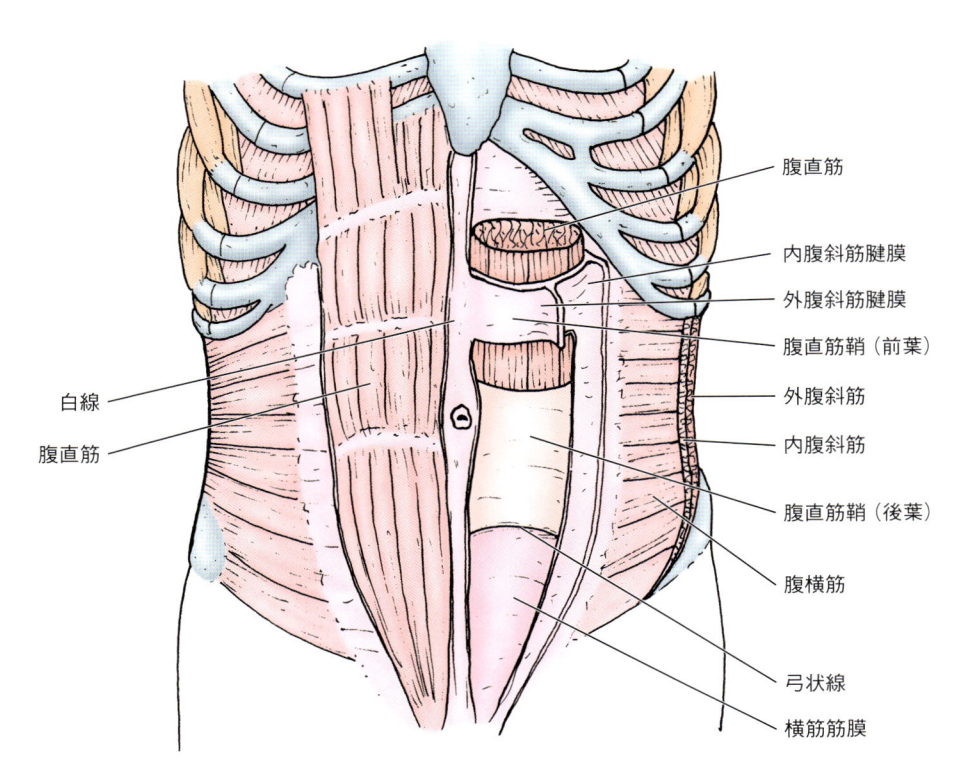

図2 腹壁を構成する筋肉
前腹壁を構成する主要な筋肉は腹直筋，外腹斜筋，内腹斜筋，腹横筋である．
（坂井建雄，河原克雅．カラー図解 人体の正常構造と機能 改訂第3版．東京：日本医事新報社；2017，p827．を参考に作成）

- 腹直筋は腹直筋鞘で包まれており，前面が腹直筋鞘前葉（前鞘），後面が腹直筋鞘後葉（後鞘）である．
- 腹直筋鞘後葉は臍の尾側数 cm で消失し，その外縁は弓状線と呼ばれる．
- 正中において腹直筋は腹直筋鞘前葉と後葉が互いに癒合し白線を形成している．
- 腹直筋の外側には体表から外腹斜筋，内腹斜筋そして腹横筋が順に存在する．
- 弓状線より頭側では，外腹斜筋腱膜は腹直筋鞘前葉に，内腹斜筋腱膜は腹直筋鞘の前葉と後葉に連なり，腹横筋腱膜は腹直筋鞘後葉に連なる **図3** ．

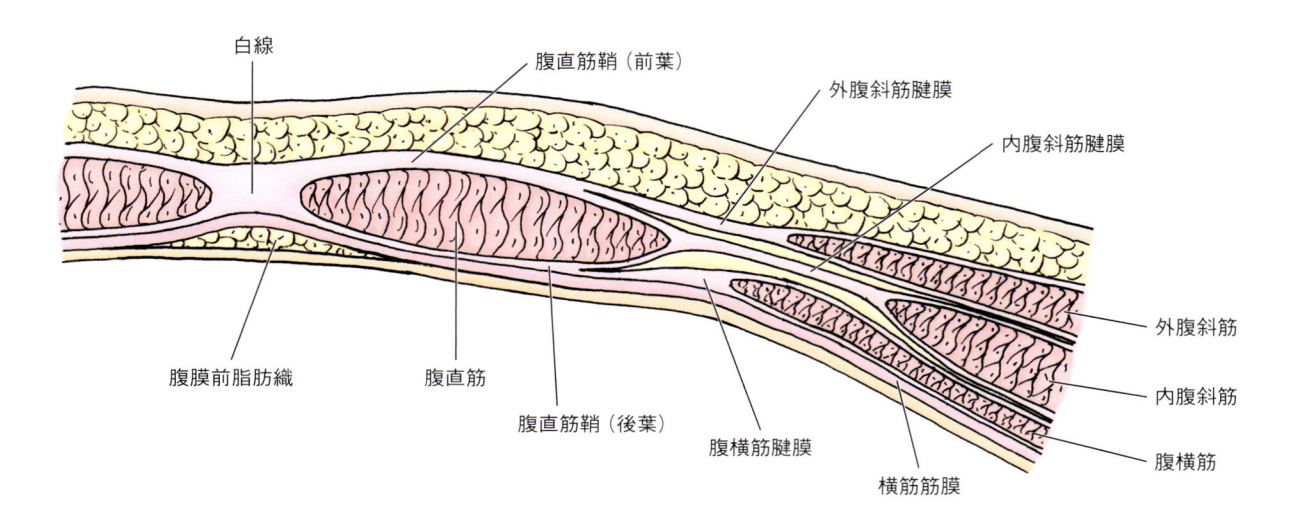

図3 前腹壁の断面図（弓状線より頭側）

外腹斜筋腱膜は腹直筋鞘前葉に，内腹斜筋腱膜は腹直筋腱膜の前葉と後葉に連なり，腹横筋腱膜は腹直筋鞘後葉に連なる．

（坂井建雄，河原克雅．カラー図解 人体の正常構造と機能 改訂第3版．東京：日本医事新報社；2017，p827．を参考に作成）

- 弓状線より尾側では，すべての腱膜は腹直筋鞘前葉に連なっている．筋層の背側には横筋筋膜，腹膜前脂肪織，腹膜が順に存在している **図4** ．

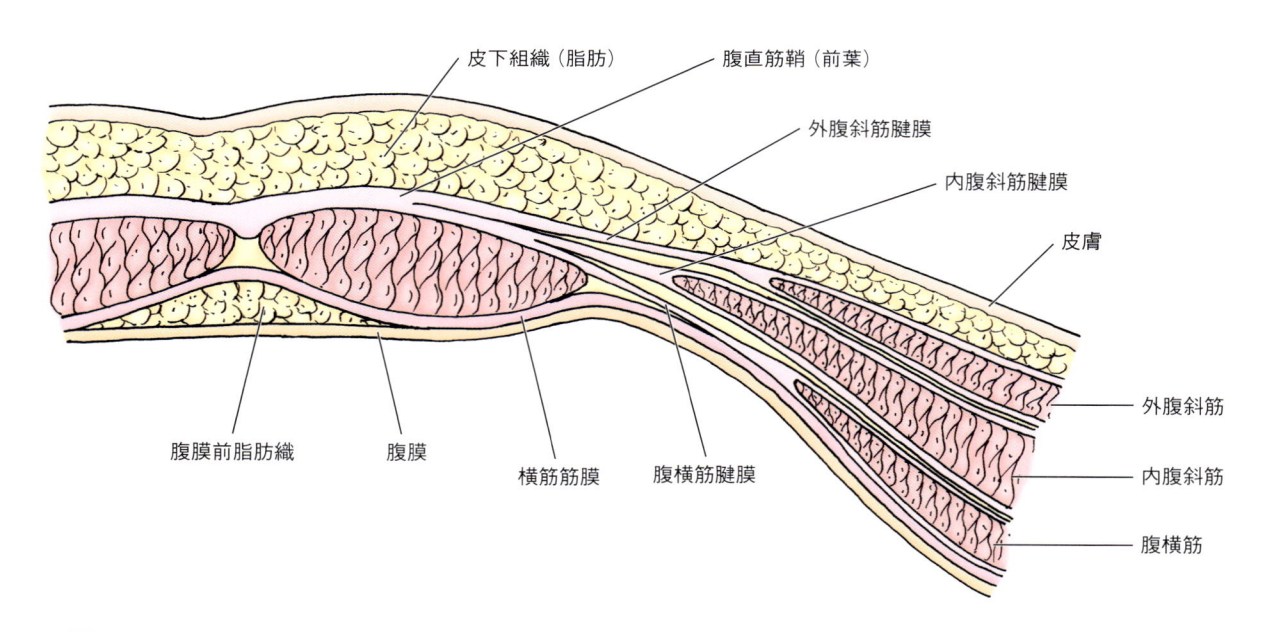

図4 前腹壁の断面図（弓状線より尾側）

弓状線より尾側では，すべての腱膜は腹直筋鞘前葉に連なっている．

（坂井建雄，河原克雅．カラー図解 人体の正常構造と機能 改訂第3版．東京：日本医事新報社；2017，p827．を参考に作成）

- 開腹方法を選択するためには，目的となる臓器と病変の局在や血管の走行を把握しなければならない 表．
- 術前検査により，腹腔内の脂肪量や癒着などの状態を評価・予測し，十分な視野を確保できると思われる開腹方法を選択する．
- また，ドレーン留置，腸瘻造設，人工肛門造設の可能性や，不測の事態での追加切開の方法も考慮する必要がある．
- 術創の大きさと手術操作の難易度は反比例するので，そのバランスをよく考えて大きさを決定する．

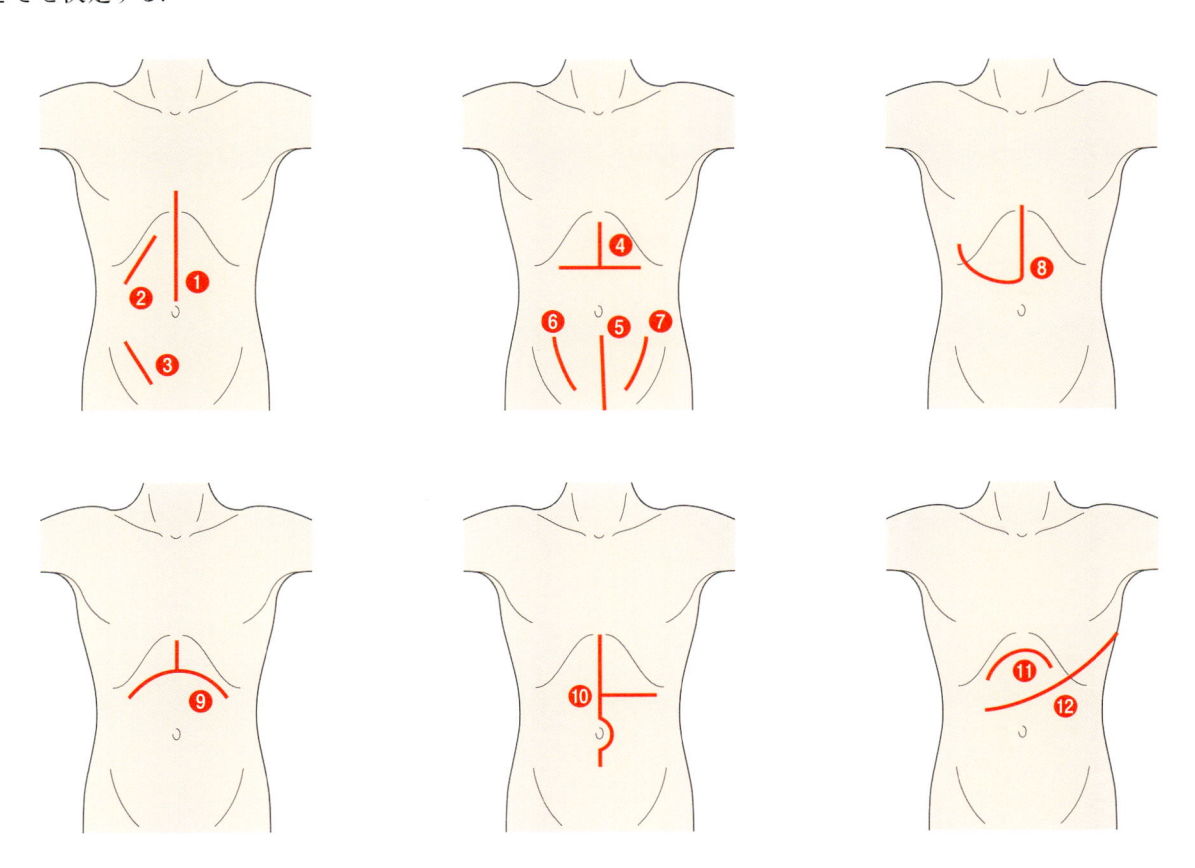

図5 腹壁切開法
❶：上腹部正中切開，❷：右肋骨弓下切開，❸：交差切開，❹：逆 T 字切開，❺：下腹部正中切開，❻・❼：傍腹直筋切開，
❽：J 字切開，❾：ベンツ切開，❿：ト字切開，⓫：季肋下横切開（Chevron 切開），⓬：左胸腹連続切開（斜め胴切り法）．

表 切除部位と各種切開法

胃	❶上腹部正中切開，❿ト字切開，⓬左胸腹連続切開（斜め胴切り法）
十二指腸	❶上腹部正中切開
小腸	正中切開
虫垂	❸交差切開，❻右傍腹直筋切開（Lennander 法），右傍腹直筋外縁切開（Langenbeck 法）
盲腸	❻右傍腹直筋切開（Lennander 法），右傍腹直筋外縁切開（Langenbeck 法），❺下腹部正中切開
結腸	正中切開，❻・❼傍腹直筋切開
直腸	❺下腹部正中切開
胆嚢	❷右肋骨弓下切開，❶上腹部正中切開
肝臓	⓫季肋下横切開（Chevron 切開），❹逆 T 字切開，❾ベンツ切開，逆 L 字切開，❽J 字切開
膵臓	❶上腹部正中切開，❿ト字切開
脾臓	❶上腹部正中切開，❿ト字切開

開腹手技

- 消化器外科手術において最も一般的な上腹部正中切開を例として開腹手技を解説する.

》 表皮切開

- 上腹部正中切開の場合，剣状突起から臍までが切開線となる.
- 外科用皮膚ペンにて実際にマーキングしてから切開を始めてもよい **図6**.
- 切開線に垂直な線を数本付加すると，閉腹時に皮膚のずれを生じることなく容易に皮膚縫合が可能となる.

切開予定線

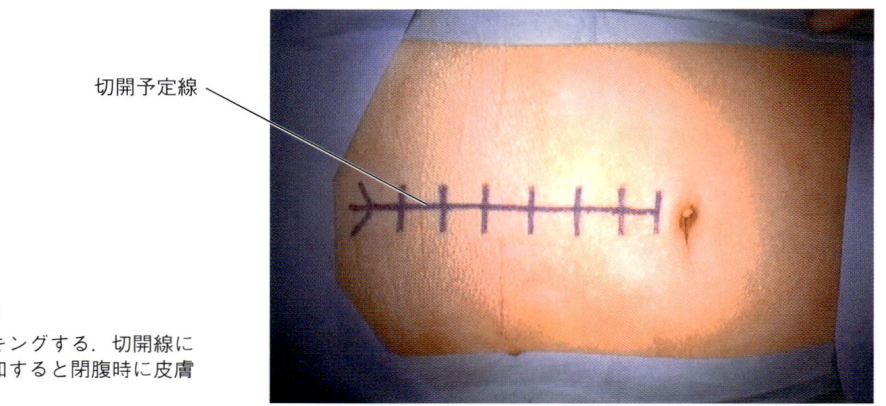

図6 開腹予定線
切開予定線をマーキングする．切開線に垂直な線を数本付加すると閉腹時に皮膚を合わせやすい.

- 術者は左手で切開予定線の頭側を頭側方向に牽引，助手左手は切開予定線の尾側を尾側方向に牽引し切開線に緊張を与えた状態とし，術者は円刃刀を用いて皮膚切開を行う **図7**.
- 皮膚切開の深さは真皮全層が切れてしまわない程度にすると，出血が少ない.
- 臍下部まで切開創を延長する場合は，その手術の種類によって臍を右に避けるか左に避けるかを決定する.

切開方向　　　　牽引（助手左手）

頭側　　　　　　　尾側

牽引

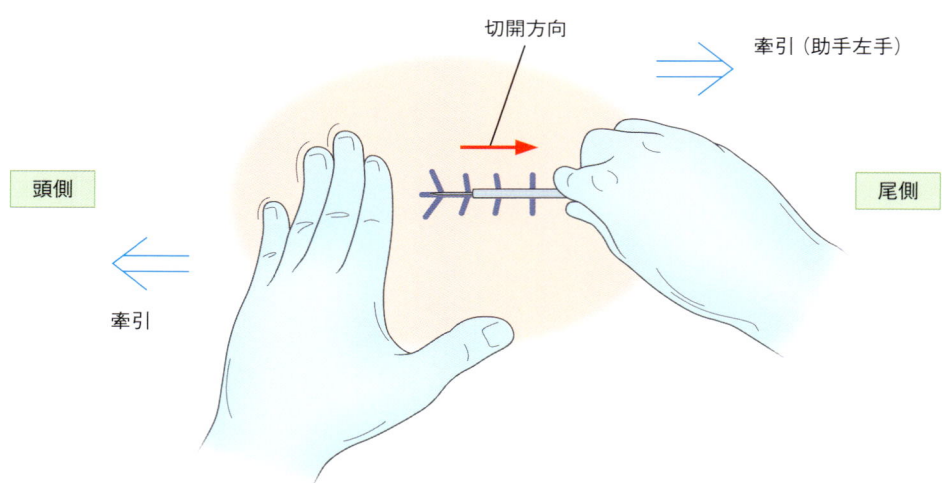

図7 表皮切開時のトラクション
術者は左手で切開予定線の頭側を頭側方向に牽引した状態で切開する.

上腹部正中切開法

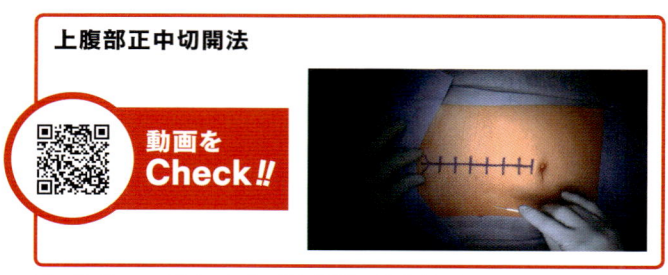
動画を Check!!

https://gakken-mesh.jp/app/webroot/ds/001bos/1-5-1.html

メスの持ち方のポイント

メスの持ち方には，①バイオリン弓把持法（violin-bow holding；提琴把持法），②テーブルナイフ把持法（table knife holding；食刀把持法），③ペン軸把持法（pen holding；執筆法）がある 図8．

円刃刀での皮膚切開は，バイオリン弓把持法やテーブルナイフ把持法が多用されている（p.3 参照）．

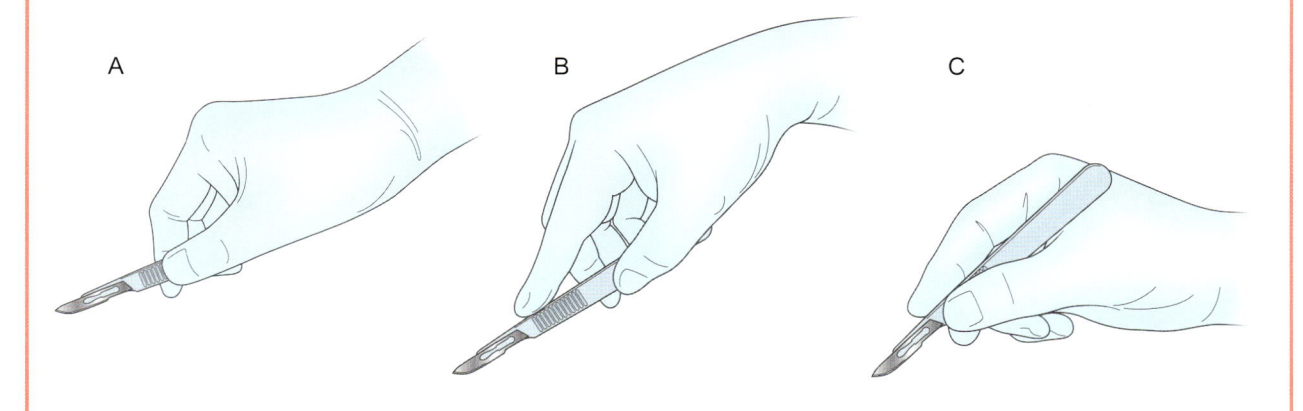

図8 メスの持ち方
A：バイオリン弓把持法（violin-bow holding；提琴把持法）．
B：テーブルナイフ把持法（table knife holding；食刀把持法）．
C：ペン軸把持法（pen holding；執筆法）．

メスを持つ角度のポイント

直線を切開するときはメスを寝かせて持ち，円刃刀の腹で切開すると直線が安定する 図9A．

一方で，臍を避けるときなど曲線を切開するときは，メスを立てて円刃刀の先端で切開すると滑らかに切開することができる 図9B．

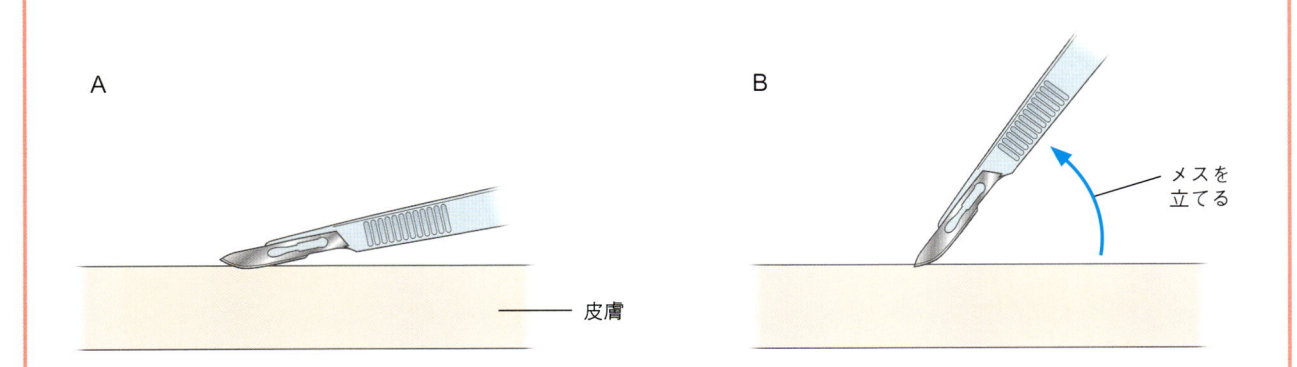

図9 メスを持つ角度
A：直線を切開するときはメスを寝かせて持つ，B：曲線を切開するときはメスを立てて持つ．

● 術者が自身の左手の拇指と示指で皮膚を広げるようにトラクションをかけて真皮を
電気メスの切開モードで切開する 図10 .

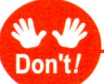

Don't!

表皮付近を電気メスで長く通電
すると，火傷となり創傷治癒の遅
れや SSI 発生の原因となる.

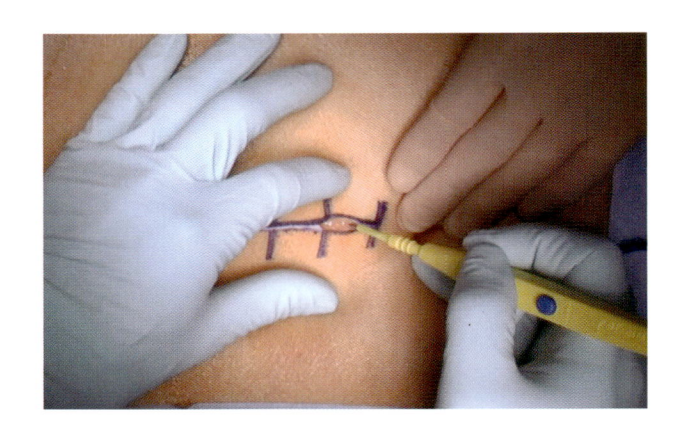

図10 真皮切開（一人法）

≫ 皮下組織切開

● 術者と助手とそれぞれが均等の力で皮膚を有鉤鑷子で把持し，創部を開くように展
開し 図11A ，電気メスにて皮下組織（脂肪層と浅腹筋膜）を白線が露出するまで切
開する 図11B .
● 真皮切開と同様に，術者自らが一人で創を展開して切開してもよい 図12 .

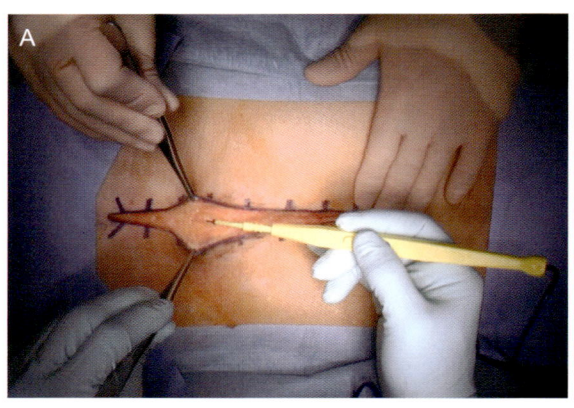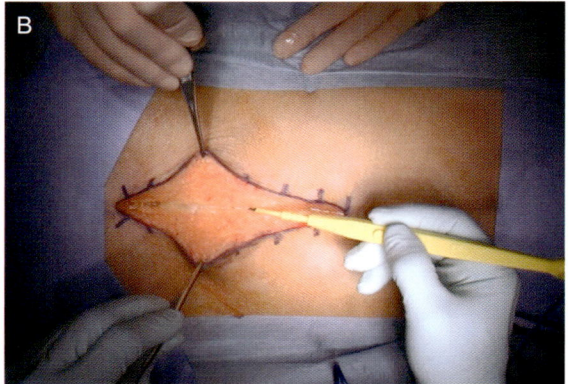

図11 皮下組織切開（二人法）
A：術者と助手とそれぞれが均等の力で皮膚を有鉤鑷子で把持し創部を開くように展開する.
B：電気メスにて皮下組織（脂肪層と浅腹筋膜）を白線が露出するまで切開する.

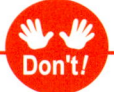

Don't!

カウンタートラクションが均等
でないと，切開創が曲がって白線
に到達できなかったり，切開創面
が凸凹になり SSI の原因となる.

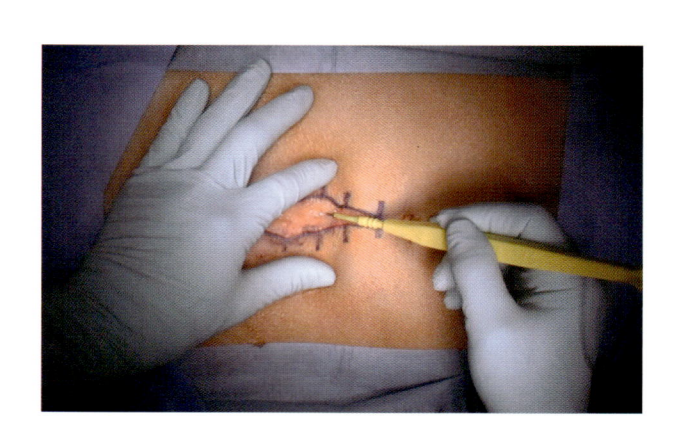

図12 皮下組織切開（一人法）

電気メスのモード選択のポイント

真皮の切開は切開モード，皮下脂肪層は切開モードでも凝固モードでもどちらでもよい．切開モードのほうがスピーディに切開できるが，出血しやすい場合は凝固モードを選択する．

凝固モードでの切開は，電気メスを早く動かしすぎるとしっかりと止血されないので注意が必要である．

バジングでの止血のポイント

皮下脂肪層の切開の途中で出血した場合は，素早く出血点を鑷子にて把持しバジングにて止血をする **図13**．

バジングは多用される手技であるが，実は添付文書では推奨されていない．バジングを行うときは，①電気メスのモードは切開モードで行う，②電気メスは鑷子を持った手の止血点に近い部位に接触させる，③電気メスと鑷子は接触した状態で通電する．

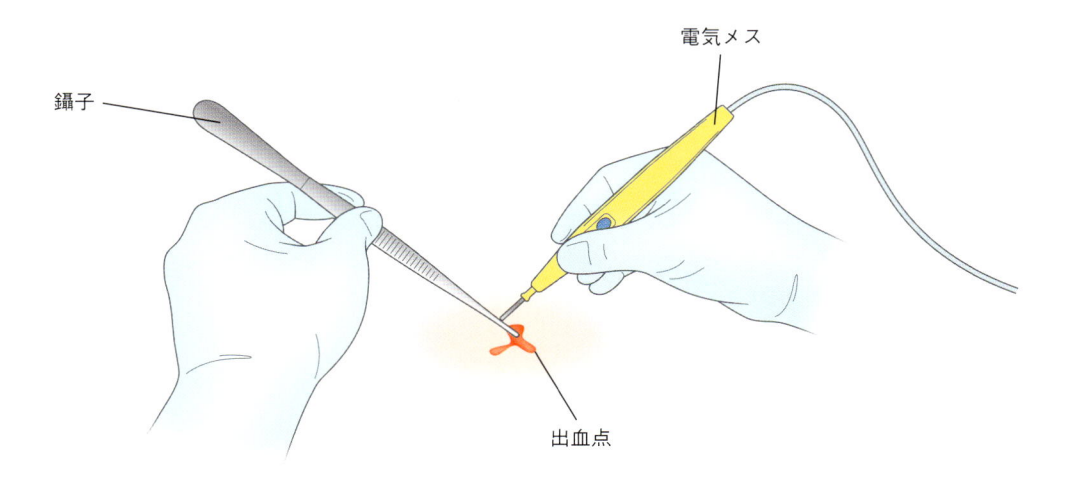

鑷子　　電気メス　　出血点

図13 バジングの方法

>> 白線切開

● 白線は剣状突起と臍までの下3分の1の部位が最も幅が広いため，まずその部位の白線を電気メスにて1cmほど切開を加える **図14**．

● コッヘル鉗子で左右の白線の切開縁を把持し，左右上方に牽引した後に，切開創を頭側尾側に延長する．

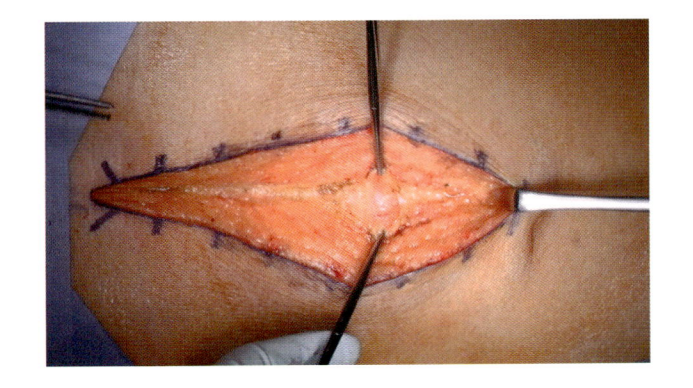

図14 白線切開

- 白線の中央を正確に切開することができると，筋層が露出することはないが，筋層が露出してしまった場合は適時白線の中央を切開するように修正を行う．
- 筋層が近くなると，電気メスの電流により筋肉が収縮するので，これを手掛かりとすることができる．
- 上腹部では白線を切開すると横筋筋膜も同時に切開され腹膜前脂肪織が露出される 図15 ．

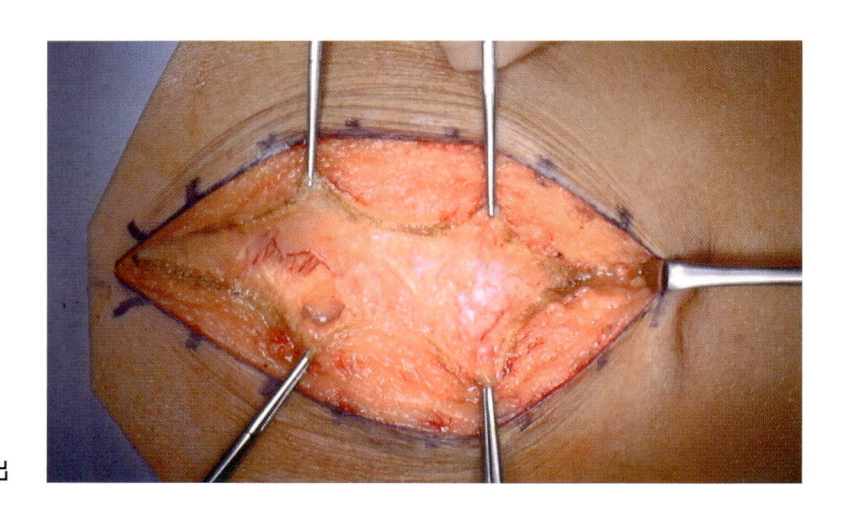

図15 腹膜前脂肪織の露出

>> 腹膜切開

- 腹膜前脂肪織を鈍的鋭的に切開していくとやがて腹膜が露出する．
- 腹膜は，無鉤鑷子にて術者と助手とで把持する 図16A ．
- この際，腹膜越しに腸管や大網を持たないように，何度か術者と助手で腹膜を持ち直す．
- 腹膜のみをお互いに把持したところで，尖刃刀などの柄の部分で膜をしごき，腹膜のみであることを再度確認する 図16B ．その後，腹膜を数 mm 切開する．
- 腹膜だけが切開されるとそこから空気が腹腔内に入り，腹膜がしっかり確認できるようになる 図16C ．

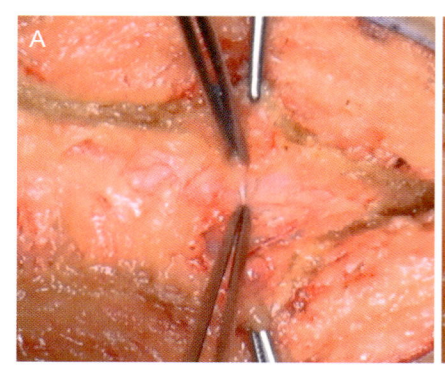 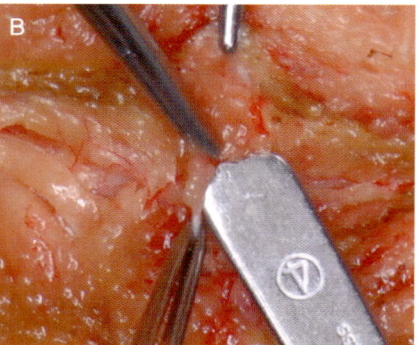 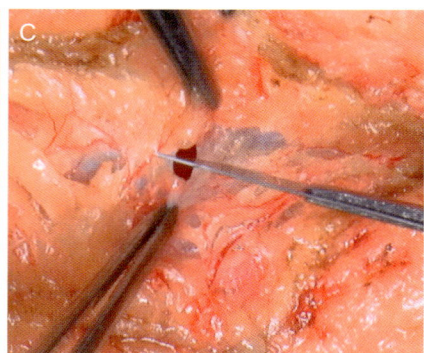

図16 腹膜切開
A：腹膜を無鉤鑷子にて把持する．
B：尖刃刀などの柄で腹膜をしごき，腸管を把持していないことを確認する．
C：腹膜を切開すると空気が腹腔内に入る．

- コッヘル鉗子または腹膜把持鉗子にて腹膜と白線を同時に把持し牽引し，目視で腹膜が確認できる範囲の切開を進める．
- 術者と助手は癒着がないことを確認しながら左手の示指を腹側に向けて腹腔内に入れ，臓器損傷を防止するために，お互いの示指で腹膜を持ち上げながら指と指の間を切開する **図17** ．

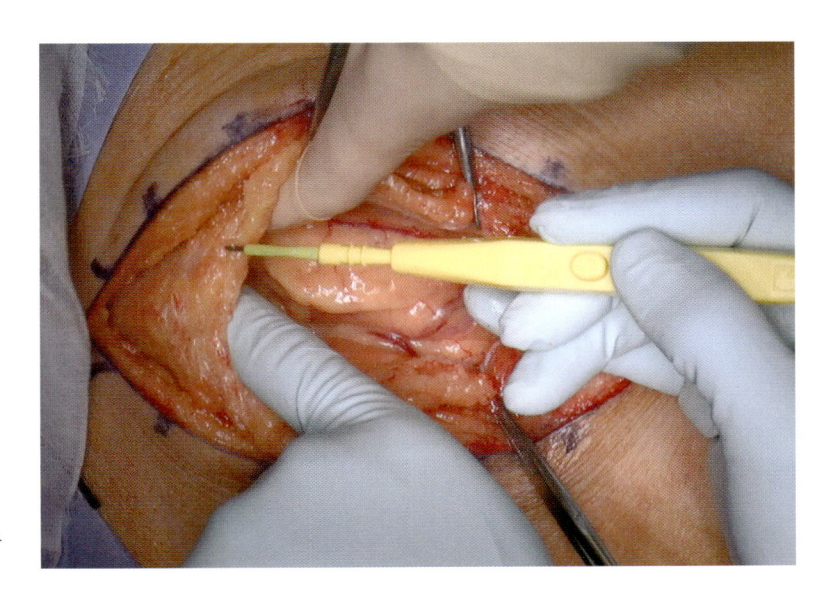

図17 腹膜切開（頭側）
術者と助手とのお互いの示指で腹膜を持ち上げながら指と指の間を切開する．

- 臓器損傷を防止するために，術者は左手の示指と中指を腹腔内に挿入し，尾側の腹膜を持ち上げて指間を切開する **図18** ．

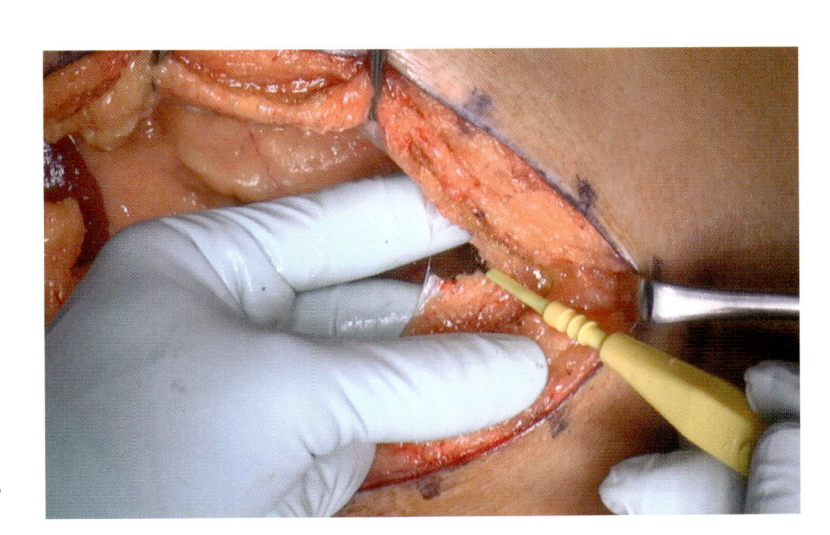

図18 腹膜切開（尾側）
術者は左手の示指と中指を腹腔内に挿入し，尾側の腹膜を持ち上げて指間を切開する．

剣状突起処理のポイント

　上腹部の良好な視野確保のために剣状突起を切除する場合がある．この際は剣状突起周囲の靭帯を出血に注意しながら電気メスにて切開する．

　肋軟骨の骨化が剣状突起まで及ぶ場合は，リウエル骨鉗子を用いて切除することもある．骨の切離面を触ってみて引っかかりがあるようであれば，骨やすりで削ることで臓器の損傷を予防する．

≫ その他の切開法

〈下腹部正中切開〉 図5 ⑤

- 主に結腸，直腸の手術に用いられる切開法である．
- 基本的には上腹部正中切開とほぼ同じ手技で開腹する．
- 弓状線より尾側では腹直筋鞘後葉がないため，腹膜前脂肪織，腹膜を切開する際に，膀胱損傷に注意が必要である．

〈傍腹直筋切開〉 図5 ⑥，⑦

- 虫垂，盲腸，上行結腸の手術に用いられる切開法である．
- 腹直筋外縁より約1cm内側で皮膚切開を行う．
- 腹直筋鞘前葉を切開し腹直筋を露出させ，その腹直筋を内側に圧排した後に腹直筋鞘後葉，腹膜を切開し開腹する．
- 頭側尾側への追加切開が容易なため，膿瘍形成や回盲部切除が必要となるような重症の虫垂炎や，他疾患の可能性が否定できないときなどに有用な切開法である．

傍腹直筋切開（Lennander法）と傍腹直筋外縁切開（Langenbeck法）

- 傍腹直筋切開 図19 ❶と類似の切開法として，傍腹直筋外縁切開 図19 ❷がある．
- 傍腹直筋外縁切開は腹直筋の外側に皮膚切開を置き，外腹斜筋腱膜，内腹斜筋腱膜，腹横筋腱膜，腹膜を切開し腹腔内に到達する切開法である．

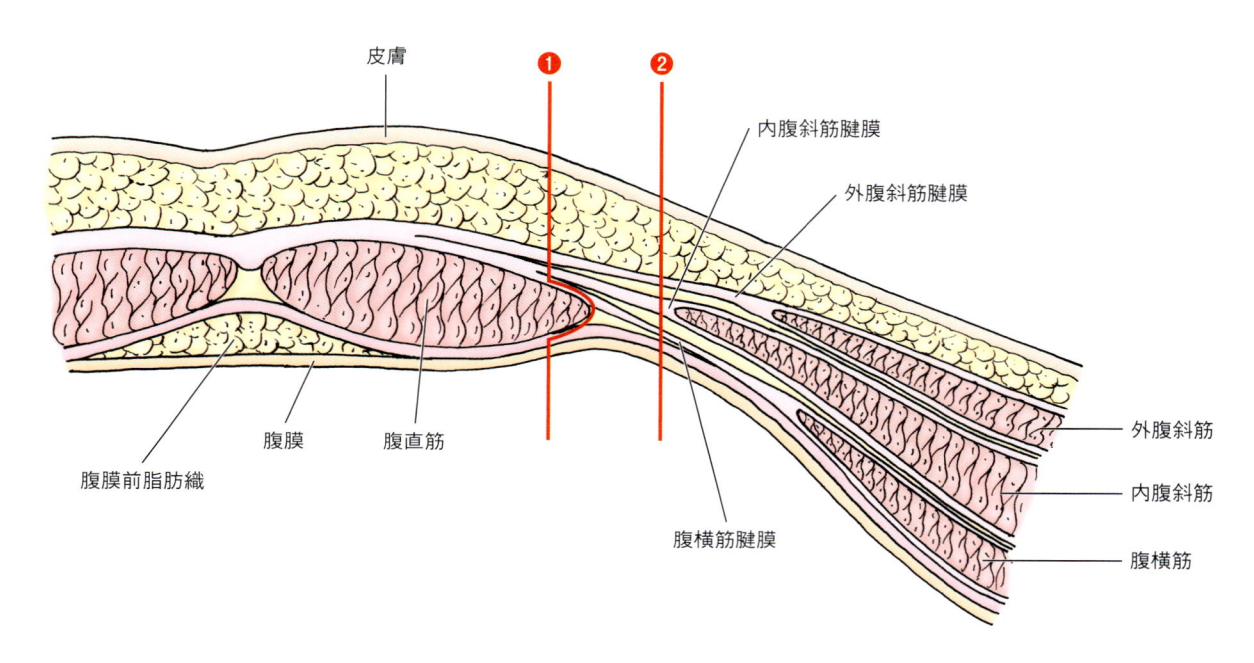

図19 傍腹直筋切開と傍腹直筋外縁切開

❶：傍腹直筋切開． ❷：傍腹直筋外縁切開．

（坂井建雄，河原克雅．カラー図解 人体の正常構造と機能 改訂第3版．東京：日本医事新報社；2017，p827．を参考に作成）

〈肋骨弓下切開〉 図5 ❷

- 主に胆嚢の手術に用いられる切開法である.
- 切開線は閉腹時の縫い代を考慮して，肋骨から約2横指離れた部位とする.
- 正中切開と異なり，筋層を切開する必要がある 図20.
- 筋肉からの出血が最小限となるように，電気メスを動かすスピードに注意する必要がある.

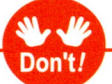

電気メスにより筋肉が収縮するので，切開ラインを間違えないように注意をする.
リスター鉗子などで筋層を把持すると切開が容易となる.

図20 筋層切開
腹直筋など筋層を横断して切開する場合，2本のリスター鉗子で切離線に沿うように把持し，把持した中央を切離すると容易に切離可能となる.

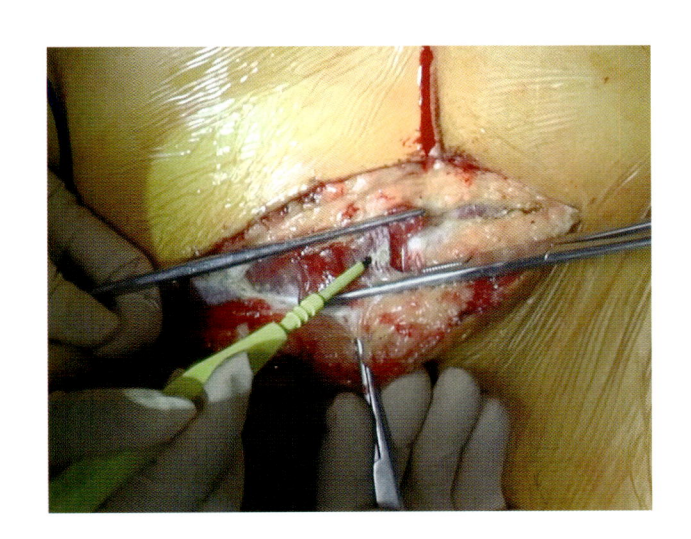

〈交差切開（McBurney法，独：Wechselschnitt）〉 図5 ❸

- 最近は，腹腔鏡下で施行されることが多くなったが，虫垂切除時の標準的な開腹方法である交差切開を解説する.
- McBurney点（臍と右上前腸骨棘とを結んだ線の外1/3の点）を通り，頭側：1，尾側：2の割合とした皮膚割線に沿った線で3～6cmの皮膚切開を行う 図21.
- 皮下組織は筋鉤で鈍的に剥離し，外腹斜筋腱膜を露出する.
- 外腹斜筋腱膜はメスで小孔を開けた後，クーパー剪刀で線維方向に切開し，内腹斜筋を露出する.
- 内腹斜筋と腹横筋はペアン鉗子にて線維方向に剥離した後に，筋鉤で創を開大すると，腹膜前脂肪組織と腹膜が露出する.
- 腹膜を縦もしくは横方向に切開し腹腔に至る.

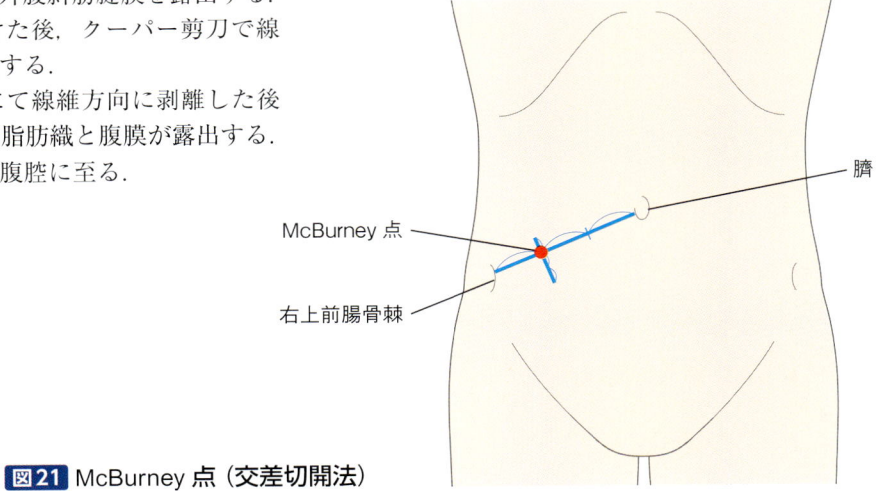

図21 McBurney点（交差切開法）

〈J字切開〉 図5 ❽

- 肝臓の手術，主に右肝系の手術に適応となる切開法である.
- 左肝系の操作が必要となる可能性がある場合は，逆L字切開で開始し，後に逆T字切開とすることもある.
- 上腹部正中切開から，臍の数cm頭側でゆるやかに右側にカーブさせ，第9肋間につなげてJ字とする.
- 肝静脈根部まで良好な視野が必要な場合は開胸が必要となることがある.

閉腹手技

- 閉腹手技は，手術の最後を締めくくる大切な手技である．
- 手術による疲労があっても油断してはいけない．
- 簡単な手技ではないため，合併症を予防するために細心の注意が必要である．
- 本稿では，上腹部正中切開の閉腹を中心に解説する．

》閉腹前の確認

- 閉腹前には，腹腔内の止血の確認，手術器械やガーゼ・タオルなどの遺残物がないかを確認する．
- この作業は執刀医，助手，直接介助看護師，間接介助看護師全員で行うべきである．
- 当施設では，看護師による器械とガーゼ・タオルのカウントを執刀前，術中に適時行い，閉腹直前のカウントが正しいことを確認した後に閉腹を始める取り決めとなっている．

》腹膜・筋層縫合

- 最初に，白線の創縁を左右対称に3か所ほどコッヘル鉗子またはミクリッツ鉗子にて把持し，縫合する層を確認する．
- 鈍針付き0号モノフィラメント吸収糸にて，腹膜 - 横筋筋膜 - 筋層 - 浅腹筋膜を mass closure する．
- 縫合の pitch は 10mm ～ 15mm，bite は 10mm 程度とする．
- スパーテルで腸管や臓器を圧排し，針によってそれらを損傷したり，結紮時にそれらを一緒に縫い込むことがないように注意が必要である **図22**．
- 創の頭側と尾側から順次縫合し，創が一番はっきりして縫合しやすい場所で終わるようにする．

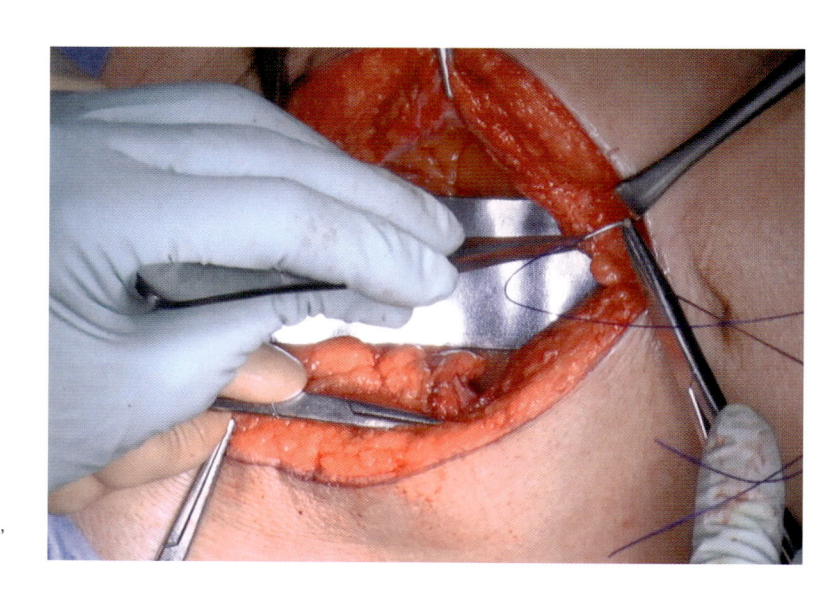

図22 腹膜・筋層縫合
スパーテルで腸管や臓器を圧排し，白線を縫合する．

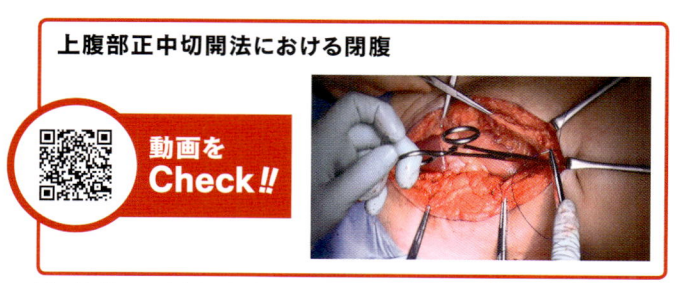

上腹部正中切開法における閉腹

動画を Check‼

https://gakken-mesh.jp/app/webroot/ds/001bos/1-5-2.html

- 残り 3 〜 5 針で創の閉鎖が終了すると思われた時点で，頭側，尾側の結紮を行わず，ペアン鉗子などで糸の断端を把持する 図23 .
- さらに，創を横断する糸をすくい上げ創縁がよく見えるように助手が牽引する．その状態で残りの 1 〜 3 針を縫合し，まとめて結紮を行う．

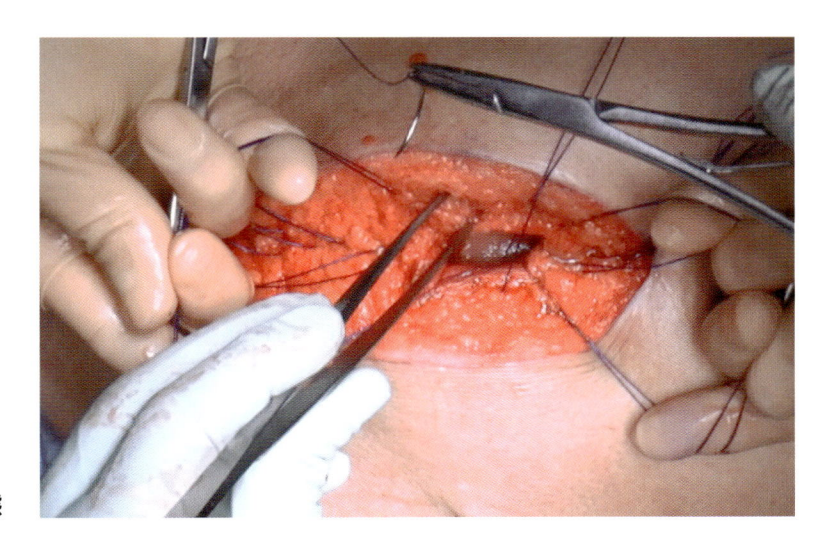

図23 縫合せずに糸だけをかけた状態

縫合時のポイント

縫合糸には SSI と腹壁瘢痕ヘルニア予防を目的として抗張力維持期間が長いタイプのモノフィラメントの吸収糸を選択している．モノフィラメントはハンドリングが悪いため，結節の緩みに注意が必要である．

結紮は 4 回以上とし，最終の結紮を外科結紮とすると緩みにくく，糸の断端も表皮の方向に向きにくい．

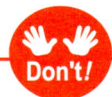

pitch が狭すぎると筋膜の血流障害が生じ組織の壊死を誘発し，SSI や創部離開，腹壁瘢痕ヘルニアの原因となるので注意が必要である．

運針のポイント

白線の bite は 10mm 程度とするが，筋肉の血流障害を防止するために極力筋肉を縫い込まないようにする必要がある．白線が細い部位や筋層が露出した部位では，腹直筋鞘を浅く広く縫う 図24 .

腹膜と腹膜前脂肪織の bite は少なくし創の接合面に入り込まないようにする．

腹膜の縫合は閉腹後の抗張力には関与していないので，必ずしも縫合の必要はない．また，腹膜を縫合しないことが術後の創部痛軽減につながるという報告もある．

図24 運針の方法

開腹時に切開線が白線の中央からずれて腹直筋が露出した状態である．皮下脂肪層や筋肉を極力縫い込まないように意識して運針することが大切である．

（三毛牧夫．腹壁，腹膜の縫合と閉腹．臨床外科 1998；53(11):84-6. を参考に作成）

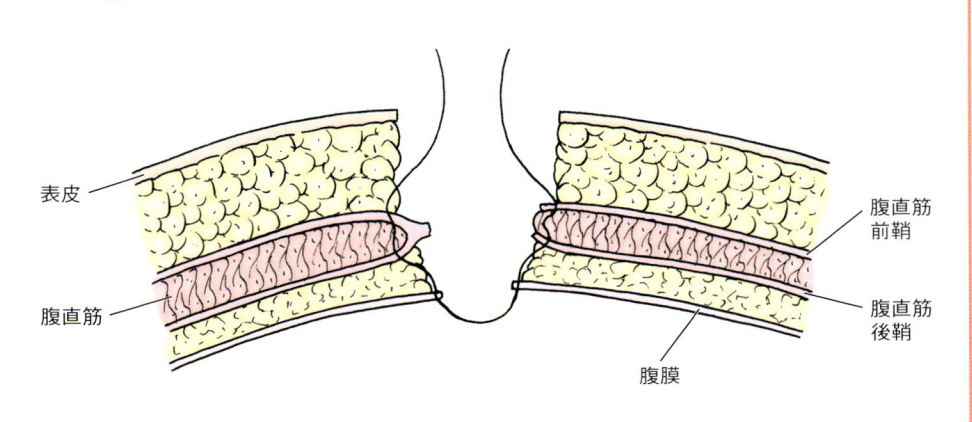

表皮

腹直筋

腹直筋前鞘

腹直筋後鞘

腹膜

≫ 皮下組織縫合

● 腹膜・筋層縫合が終了した時点で創を温生食 2,000 mL にて洗浄している.
● 洗浄は，スプレーなどで高圧で洗浄したり，ガーゼなどで創内をこする必要はなく，洗い流すだけでよい.
● 通常，皮下組織は縫合しないが，肥満症例で皮下脂肪層が厚い症例においては，吸収糸で死腔ができないように軽く寄せるように縫合することもある.
● 脂肪層の bite を大きくすると，脂肪融解が起こり切開創 SSI の原因になるので可能な限り小さくする.
● 死腔が残りそうな場合は皮下脂肪層に細めのドレーンを留置し持続吸引しておく.このドレーンは術後数日で抜去可能である.

≫ 真皮・表皮縫合

● 創部の肥厚性瘢痕予防，整容性を目的に真皮縫合を行っている 図25.
● 真皮縫合を正しく行うとほとんど肥厚性瘢痕は生じず，遠目からはほとんど切開線がわからないほどきれいな傷となる.
● 4-0 のモノフィラメント吸収糸を使用し，約 10 〜 15 mm の間隔で皮下埋没結節縫合を行う.真皮縫合時はアドソン有鈎鑷子を使用する.
● 表皮は合成皮膚表面接着剤にて接着し，ドレッシング材やガーゼ保護も行わない 図26.

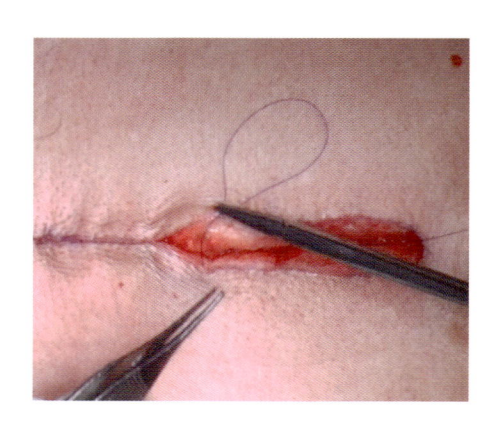

図25 真皮縫合
表皮に緊張がかからないように，創縁が軽く盛り上がるように真皮を縫合する.

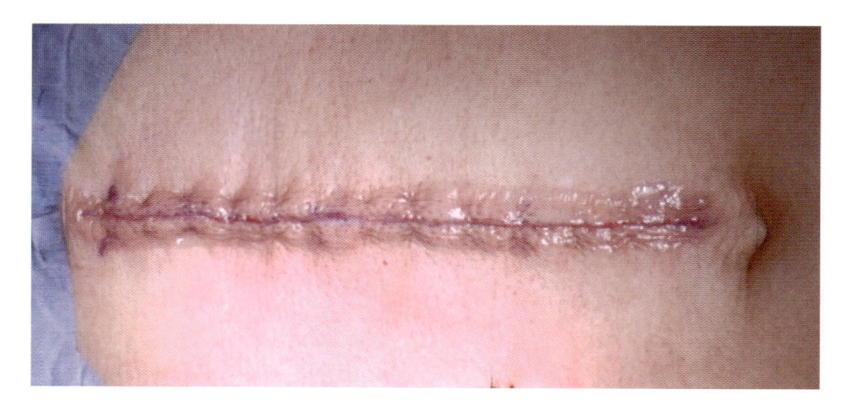

図26 表皮縫合
表皮は縫合せず，合成皮膚表面接着剤にて接着する.

真皮縫合のポイント

　皮下埋没結節縫合の運針は断面がハート型になるように行うと，真皮が密着し創縁の血流も保たれ，表皮に緊張がかからなくなる **図27** .

　運針の手順は，まず皮下組織に針を刺入し創縁から 5 ～ 10mm の真皮の最浅層をすくうようにしてから，表皮から 2 ～ 3mm の創縁の真皮から針を抜く．次に，針を抜いた深さと同じ深さの真皮に針を刺入れ，対側と同様に創縁から同距離の真皮の最浅層をすくい，皮下組織から針を抜いて結紮する．結紮すると創縁が軽く盛り上がるようになる（evert する）．

A

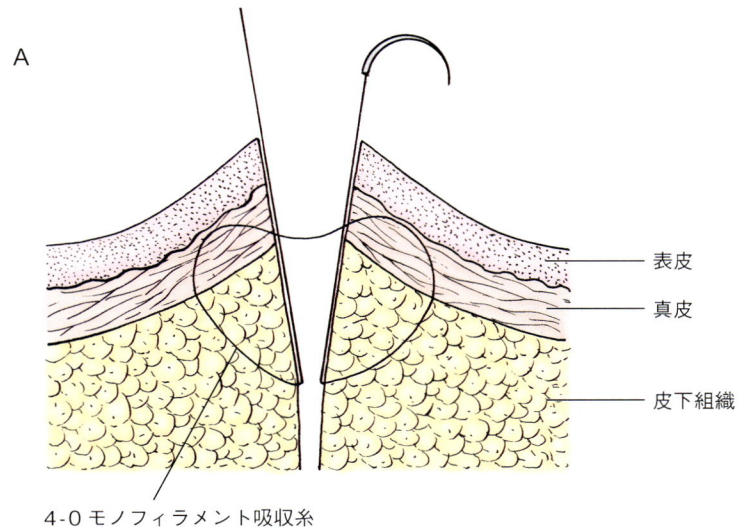

表皮
真皮
皮下組織

4-0 モノフィラメント吸収糸

B

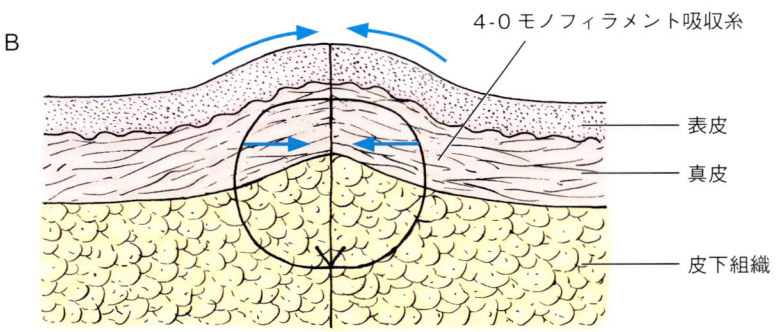

4-0 モノフィラメント吸収糸

表皮
真皮
皮下組織

図27 皮下埋没結節縫合による真皮縫合

A：運針はハート型に行う．
B：真皮縫合完了．
（特集 応急処置 11 の誤解．日経メディカル 2012; 2(7). を参考に作成. https://medical.nikkeibp.co.jp/leaf/mem/pub/report/t167/201202/523667.html〈2019年7月16日検索〉）

≫ その他の閉腹法

〈下腹部正中切開の閉腹〉
- 下腹部において弓状線より尾側には腹直筋鞘後葉がないという解剖学的特徴がある．そのため，弓状線より頭側では 2 層，尾側では 3 層で閉創する．
- まず，創の尾側の腹膜-横筋筋膜縫合から開始し，弓状線まで到達したら腹直筋鞘前葉-後葉-横筋筋膜-腹膜を一括で縫合する．この縫合糸はペアン鉗子にて把持し，腹膜縫合の余剰の縫合糸をすべて切る．次に，筋層の縫合を尾側より開始する．

〈肋骨弓下切開の閉腹〉
- 肋骨弓下切開などの筋層を横断する切開法において大切なことは，筋層の層と層を合わせることである．
- また，腹壁の重みで筋肉がずれており断面が合いにくいので，元にあった位置を確認しながら縫合しなければならない．

起こりやすい合併症

1 創部感染

創部感染の原因は，大きく患者側の要因と医療者側の要因に分けられる．

患者側の要因は，低栄養や糖尿病，肥満，透析，ステロイド投与などが挙げられる．医療者側の要因は，術中の消化液や便汁による創部の汚染，閉腹時の糸の選択や縫合方法などが挙げられる．

創部感染の予防は，基本的に CDC（アメリカ疾病管理予防センター；Centers for Disease Control and Prevention）の『SSI 防止ガイドライン』を参考にしている．術前の対策としては，禁煙，手術直前のクリッパーによる除毛，執刀1時間前の抗菌薬投与などがある．術中の対策としては，創縁ドレープの使用，3 時間ごとの抗菌薬投与，閉腹前の手袋の交換，創部の洗浄，閉腹時専用の手術器械の使用などがある．腹壁の縫合は，モノフィラメントの吸収糸を使用し，血流障害が起きないような pitch と bite で縫合を行う．術後の対策は，創部に消毒薬を使用せず，血糖値が 200 mg/dL を超えないようにコントロールを行うことが大切である．

2 創部離開

皮下組織が感染し膿瘍を形成した場合や，血流障害などの組織の状態によって創が癒合しないことがある．

膿瘍があれば排膿ドレナージや毎日の洗浄が必要となり，血流障害で組織が壊死している場合はデブリードメントが必要となることがある．縫合糸が感染の原因である場合は抜糸が必要となるが，抜糸による腹壁離開に注意が必要である．

創部の状態が改善すると自然と創は癒合するが，良い肉芽が確認できたら再縫合してもよい．

3 腹壁離開

筋層が感染し膿瘍を形成した場合や血流障害により，筋層が癒合せず臓器が見えるようになることがある．

腹壁離開を認めた場合は速やかに再縫合する必要があるが，重度の感染がある場合などは筋層の縫合までにとどめ，感染が沈静化してから表皮の縫合を行う．

4 腹壁瘢痕ヘルニア

表皮と皮下組織は癒合して筋層のみ離開し，腸管などの臓器が筋層を越えて脱出することがある．創部離開，腹壁離開と同様の原因により離開する場合と，術後早期に腹圧がかかるような動作により発症する．

技術的な要素で予防はある程度可能であるが，術後の生活の仕方を患者に説明する必要がある．癒合した腹壁が切離前の張力に回復するまで約1年必要であるため，そのことを念頭にスポーツなど運動の開始時期を説明するとよい．

5 臓器損傷

開腹時には当然，臓器に切り込まないように注意が必要である．開腹の既往がある場合は，術前検査として腹部超音波検査で癒着の評価をする．

閉腹時には臓器を接合面に挟み込んだり，針で臓器を刺通したりしないように十分に気をつけて運針をすることが必要となる．

6 癒着性腸閉塞

創部には大網や腸管が術後に癒着することがあり，それが原因で腸閉塞となることがある．

癒着の予防のためには，大網が残存している場合は腸管を大網で覆ったり，癒着防止フィルムを貼付したりすることも有用である．

文 献

1）佐藤達夫．臓側筋膜の局所解剖．日臨外医会誌 1995; 56: 2253-72．
2）手塚 徹，安田秀喜，山崎将人，ほか．開腹と閉腹．消化器外科 2005; 28: 1331-42．
3）須並英二，北山丈二，名川弘一．外科概論 開腹・閉創．外科 2009; 71: 1257-60．

2章

器械・機器の
基礎知識と使い方

1. 電気メス（モノポーラ・バイポーラ）の基本
2. 自動縫合器・吻合器の基本
3. 超音波凝固切開装置と血管シーリング装置の基本

電気メス（モノポーラ・バイポーラ）の基本

（Basis of Electrocautery 〈Monopolar ／ Bipolar〉）

▶▶ 木下敬弘（国立がん研究センター東病院胃外科）

知識のゴール

- モノポーラ式電気メスはプローブ先端から患者に装着された対極板に向かって電流が流れ，バイポーラ式電気メスは先端の両プローブ間に局所的に電流が流れていることを理解する．
- 現代の電気メスは，電圧や電流の組み合わせでさまざまなモードが設定されていることを理解する．
- 電気メスを用いて切開や剥離をする場合は，組織に十分なテンションを与えることが必要であることを理解する．

》電気メスの種類

- 高周波電気メスは，電流がプローブ先端から患者に装着された対極板へ向かって流れるモノポーラ式電気メスと，双極式になったプローブ間を局所的に電流が流れるバイポーラ式電気メスに大別される **図1** ．

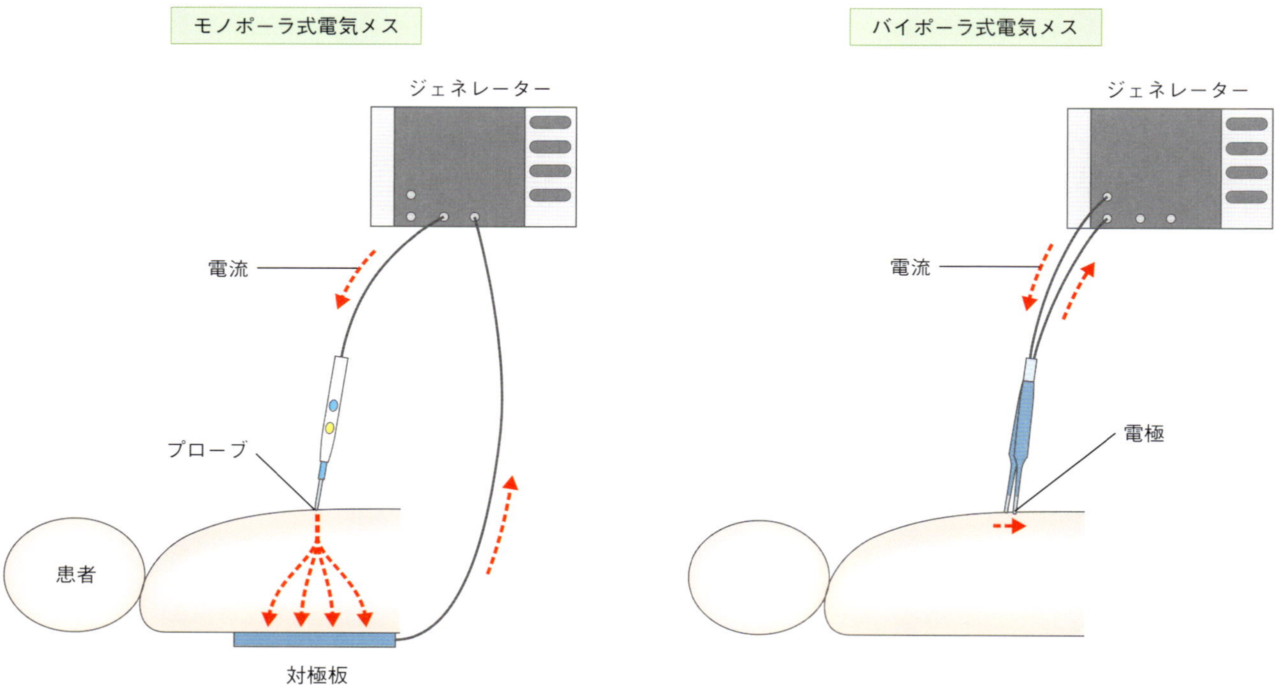

モノポーラ式電気メス　　　　　　　バイポーラ式電気メス

ジェネレーター　　　　　　　　　　ジェネレーター

電流　　　　　　　　　　　　　　　電流

プローブ　　　　　　　　　　　　　電極

患者

対極板

図1 モノポーラ式電気メスとバイポーラ式電気メスの仕組み
モノポーラ式電気メス：電流はプローブ先端を介して体内を通り対極板へ向かって流れる．
バイポーラ式電気メス：電流は双極式の電極間のみを流れる．

- モノポーラ式電気メスは組織の切開，凝固の両方の用途に使用できるため汎用性が高い．しかしその原理上，先端に連続する金属部分が他臓器（腸管・血管など）に触れてしまうと，"漏電"による副損傷をきたす危険性があるので注意が必要である **図2**．
- バイポーラ式電気メスはその原理上，プローブ間のみを電極が流れるので，"漏電"による他臓器損傷のリスクがないため安全とされている．バイポーラ式電気メスは主に局所的な組織の凝固や止血目的に使用され，一般的には切開の用途には適さないとされてきた．しかし，近年ではロボット支援手術で切開，凝固の両方の用途で使用される場合もある．

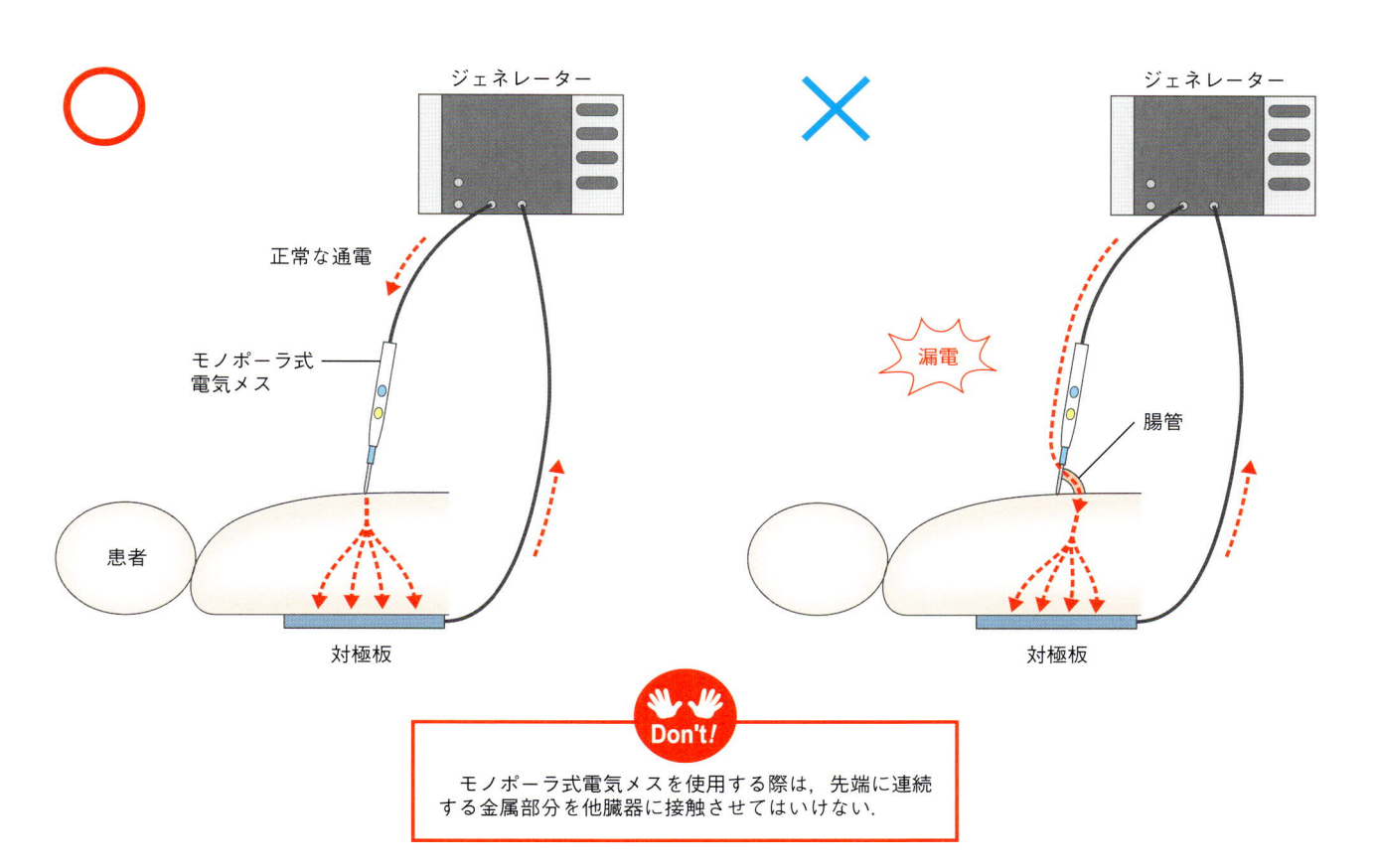

図2 漏電による損傷
モノポーラ式電気メスの電極，あるいはそれに連続した金属部分が他臓器に接触していると，その臓器に向かって電流が流れる「漏電」が発生する．

》 電気メスによる切開・凝固の原理

- 電気メスが生体へ与える切開や凝固などの作用は，"ジュール熱"と"アーク放電"の2つで理解するとわかりやすい．プローブ先端で高密度の電流が組織に流れると細胞内でジュール熱が発生する．このため細胞は急速に熱せられ蛋白変性をきたし，破裂・蒸散し組織としては切開されてしまう．また，この時点で組織に物理的に加えられたテンションも切開に影響している．このジュール熱の発生量は電流量に連動する．
- また，同時にプローブ先端では電圧較差に伴ってアーク放電が生ずる．このアーク放電は火花であり，組織を焼灼し一部は炭化させる威力を持つ．非常に高温となった組織の表面は炭化するが，さらに深層の組織は蛋白変性が生じるため凝固止血作用がもたらされる．このアーク放電の威力は電圧と連動する．
- これら"ジュール熱"と"アーク放電"の2つの作用の相乗効果で組織は切開，あるいは凝固されると考えられている．

● 基本的にジュール熱は切開に，アーク放電は凝固に関与していると覚えておくとよい **図3**．

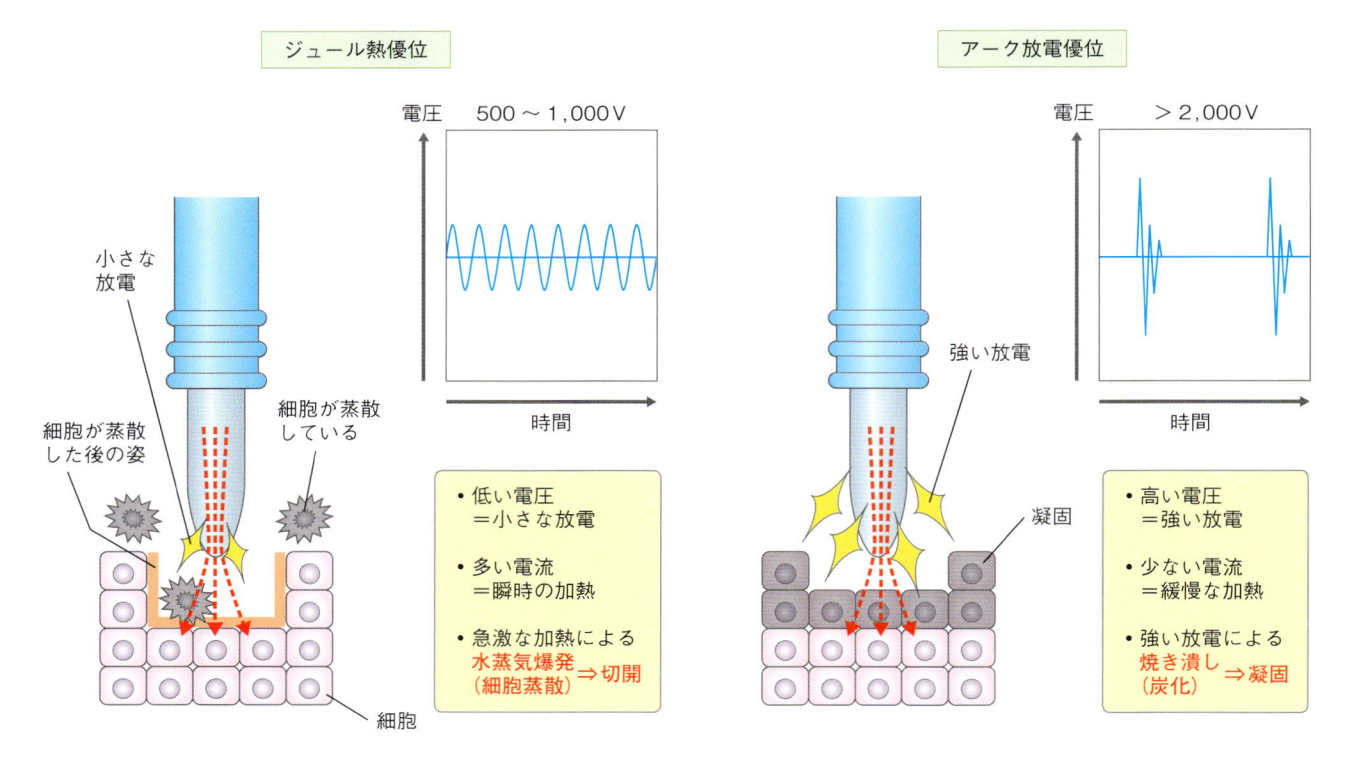

図3 ジュール熱とアーク放電
ジュール熱優位：細胞は急激な加熱で蒸散する．
アーク放電優位：細胞は凝固され，一部炭化する．

≫ 電気メスの出力モード

● 一般的に電気メスでは，切開モード（cut mode：通常は黄色で表示）と凝固モード（coagulation mode：通常は青色で表示）が選べるようになっている **図4**．

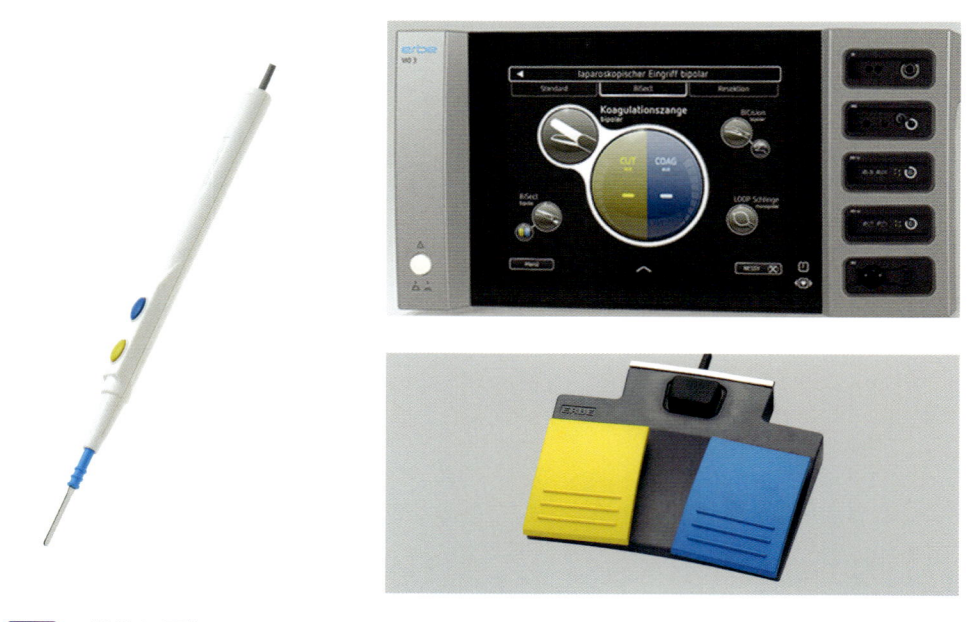

図4 一般的な電気メス
電気メス関連器機では，切開モードが黄色，凝固モードが青色で表示される．
（写真提供：株式会社アムコ）

- この切開モードと凝固モードの中にも，電流・電圧の出力パターンを調整することにより，さまざまなモードが設定されている．それぞれのモードがどのような特徴を有しているのかを理解しておくことは，安全かつ効率的な手術を行うために重要である[1]．
- 典型的な切開モードは連続正弦波である 図5 （オート）．このモードでは電流量が多く，電圧は低めに設定されるため，前述のジュール熱による作用が優勢となる．結果として細胞蒸散がメインとなり炭化は少なくなるため，凝固止血力はないが切れ味は鋭くなる．
- 典型的な凝固モードは連続波ではなく断続波である．休止時間を組み込むことで電流量を抑え，逆に電圧を高く設定しているため，前述のアーク放電による作用が優勢となる．結果として，凝固止血力は高いが切れ味は鈍くなる．
- 極端に電圧を上げてアーク放電を最大限に強くしたモードが，いわゆるスプレー凝固である 図5 （スプレー）．
- さらに，これらの中間的なモードを含めると，最近の高機能電気メスはさまざまなモードを備えている 図5 ．

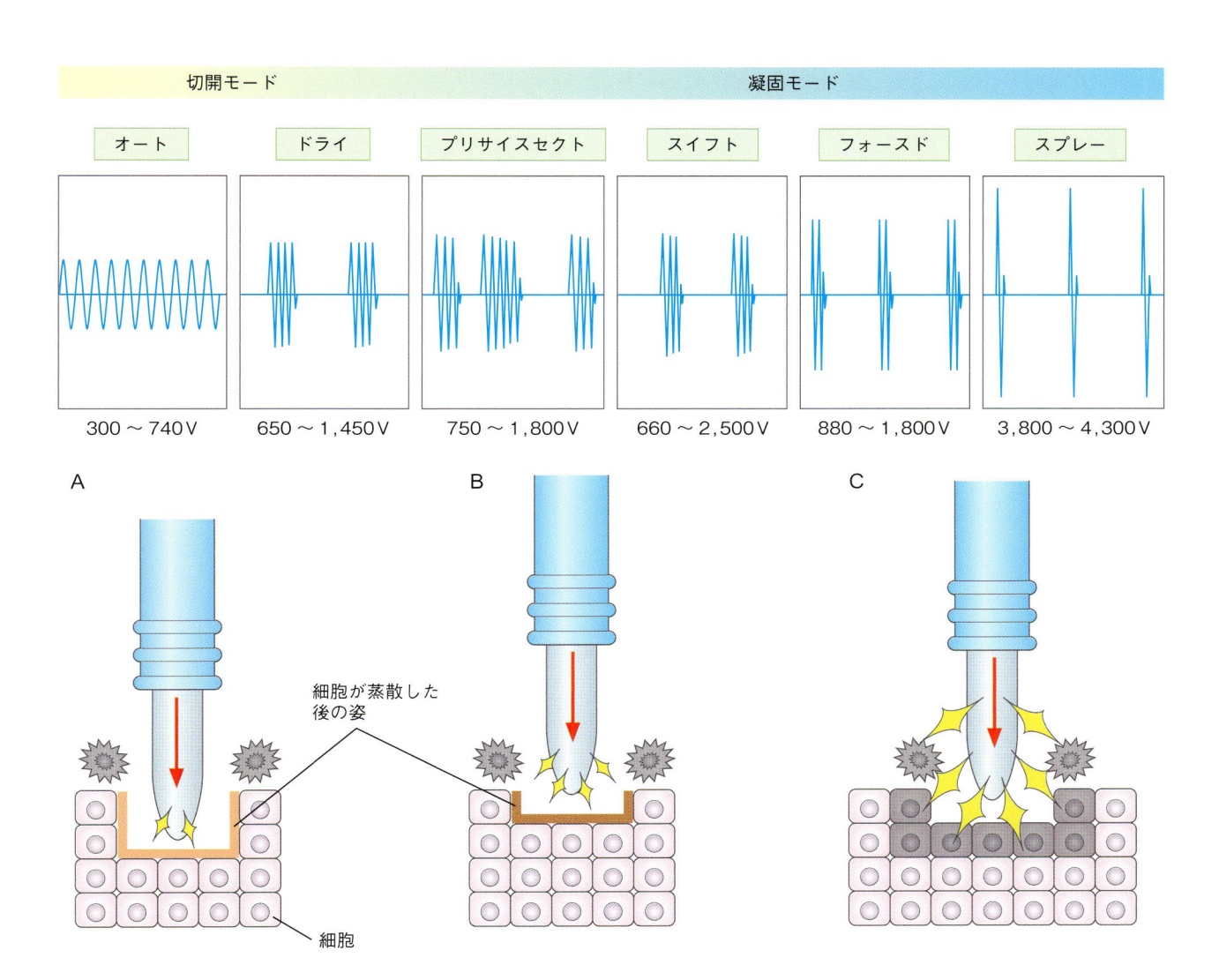

切開モード		凝固モード			
オート	ドライ	プリサイスセクト	スイフト	フォースド	スプレー
300～740V	650～1,450V	750～1,800V	660～2,500V	880～1,800V	3,800～4,300V

A　細胞が蒸散した後の姿　細胞

B

C

図5 電気メスの出力モード

A：オートカット．ジュール熱による切開優位である．

B：ドライカット．切開優位であるが放電による凝固のテイストが加わる．

C：フォースド凝固．放電による凝固優位である．

現代の高機能電気メスは電圧と電流波形の組み合わせでさまざまなモードを有している．

（ERBE社（ドイツ）のVIO3の各モードを参考に作成）

● プローブ先端をどのように組織に接触させるか，つまりプローブ先端の組織への接触面積で電気メスの作用は変化する．これはプローブの接触面積で組織を流れる電流密度が変化し，ジュール熱の発生量が変化するからである **図6**．

● 接触面積が小さくなれば電流密度は高くなり組織内に多くの電流が流れるため，ジュール熱は増加し切れ味は良くなる．逆に接触面積が大きければ電流密度は低くなり組織は緩慢に蓄熱されることとなり，切れ味は低下し凝固の要素が強くなる．電気メスを使用する際は，これらを念頭において，状況に応じたプローブの組織への接触方法，あるいはプローブ先端の形状を考慮する必要がある．

● 実際にはそれでも組織の表面は形状，状態ともに小さなムラが存在する．高機能電気メスでは自動出力調整機能により，これらの小さなムラを補正しなるべく均一な出力ができるようになっている．

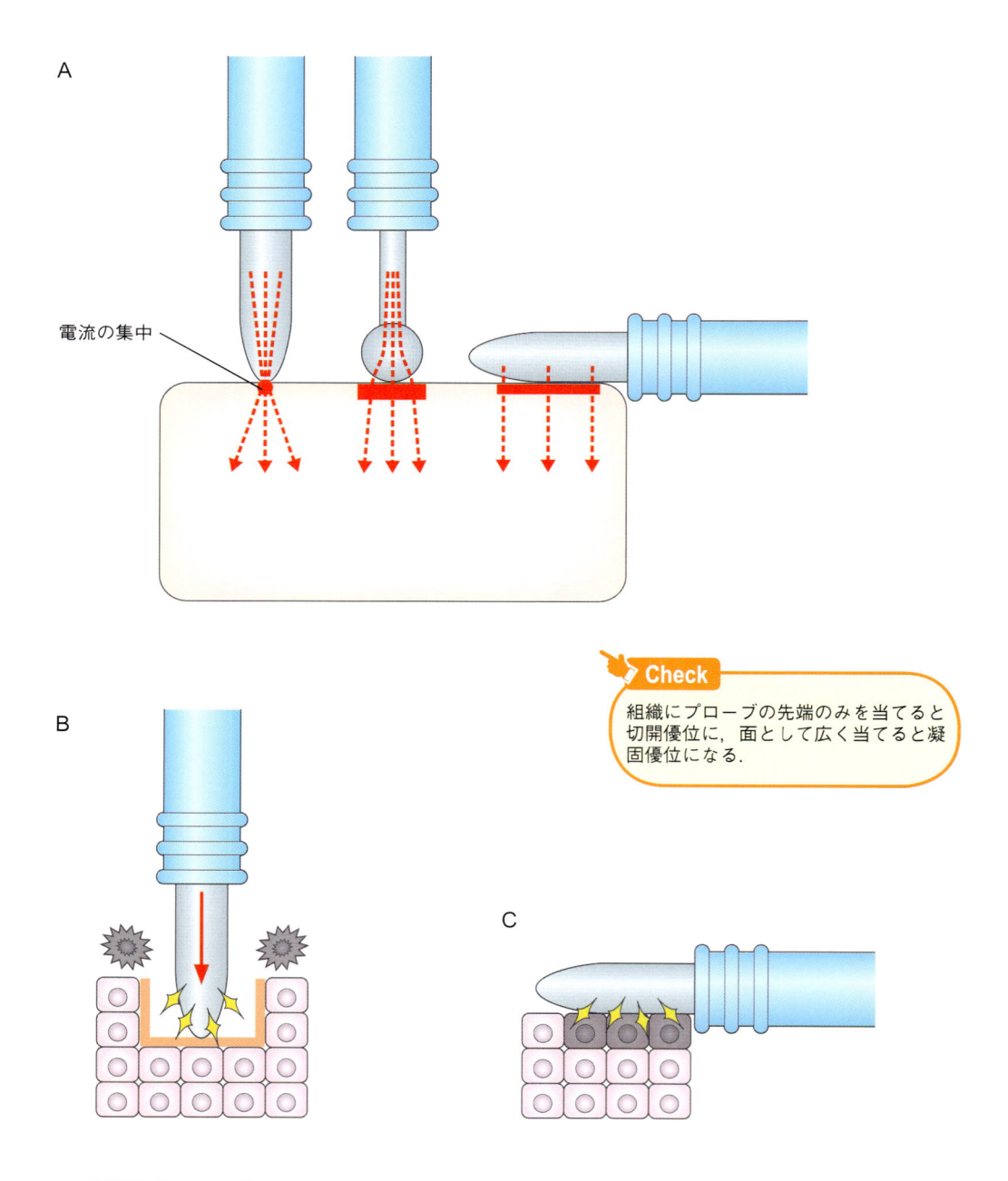

Check
組織にプローブの先端のみを当てると切開優位に，面として広く当てると凝固優位になる．

図6 ジュール熱の発生量
A：組織へのプローブ先端の接触具合で電流密度は変化する．左は電流密度が濃く，右は電流密度が薄い．
B：電流密度が濃く，ジュール熱優位となっている．
C：電流密度が薄く，組織は凝固優位の作用を受けている．

- 電圧を 200 V 未満に低く抑えられるように設定するとジュール熱のみが発生することとなり、アーク放電は発生しない特殊な環境となる。アーク放電がないので、組織は炭化することなく緩慢に熱せられ、広範な白っぽい蛋白変性層を形成する **図7** 。これがソフト凝固の原理であり、周囲組織への損傷を抑えながら迅速に止血効果が得られるため、多くの領域において術中の凝固止血操作に用いられている。
- 効果的な止血効果を得るためには、プローブ先端は広めの接触面積とし電流密度を下げてより緩慢に組織を熱するとよい。
- 浅い凝固層で止血を行いたい場合（膵臓や大きな血管近傍など）は、エフェクト（電圧）を上げて短い作用時間で凝固を行う。深い凝固層を形成したい場合は、エフェクトを下げて長めの作用時間で行う。
- 実際の操作方法は、動画「止血操作」（p.77）を参照。

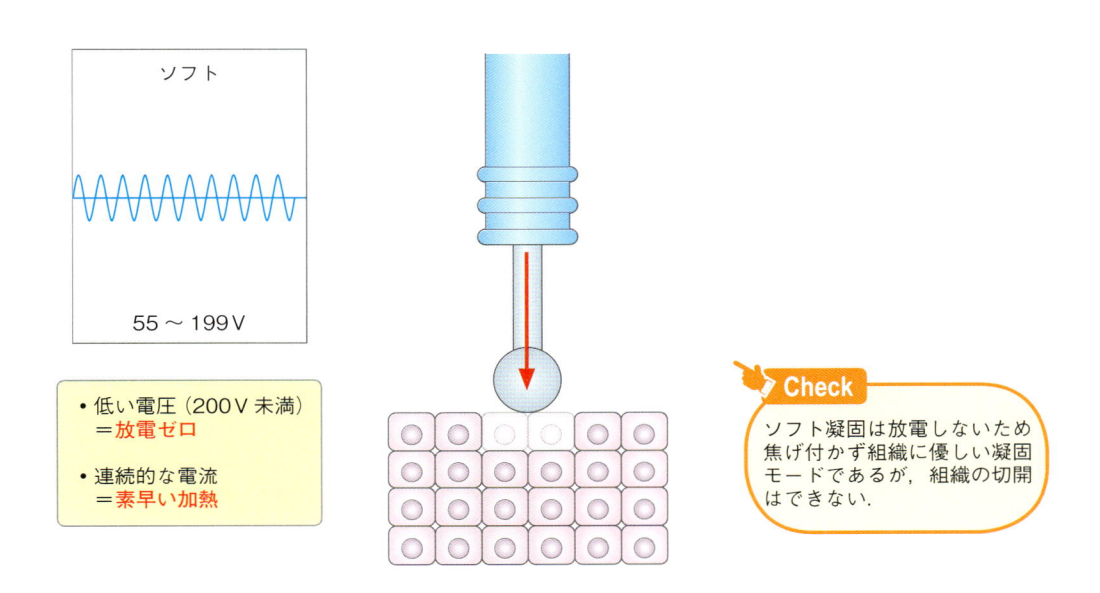

ソフト

55 ～ 199 V

- 低い電圧（200 V 未満）
  ＝放電ゼロ

- 連続的な電流
  ＝素早い加熱

Check

ソフト凝固は放電しないため焦げ付かず組織に優しい凝固モードであるが、組織の切開はできない。

図7 ソフト凝固の仕組み
アーク放電がないため低温での加熱が可能となるが、組織の切開は不可能となる。

〈組織の切開〉

- モノポーラ式電気メスを用いて組織を切開する際は，対象組織に双方から均等に適切なテンションを与えることが基本である 図8．テンションが強すぎれば止血が不十分となる場合があり，弱すぎれば切れが悪くなる．
- 前述（p.71 参照）では連続正弦波の切開モードではほとんど止血効果は期待できないため，組織内に小さな血管が含まれているだけでも容易に出血をきたしてしまう．
- このような不用意な出血を防ぐには，やや凝固の要素が含まれた切開モードを選択すると良い．また切れを鋭くするにはプローブの先端をわずかに組織に接触させ接触面積を小さくすること，凝固止血の要素を加えたい場合はプローブを面にして組織に接触させ接触面積を広くする，という概念も覚えておく必要がある 図6．

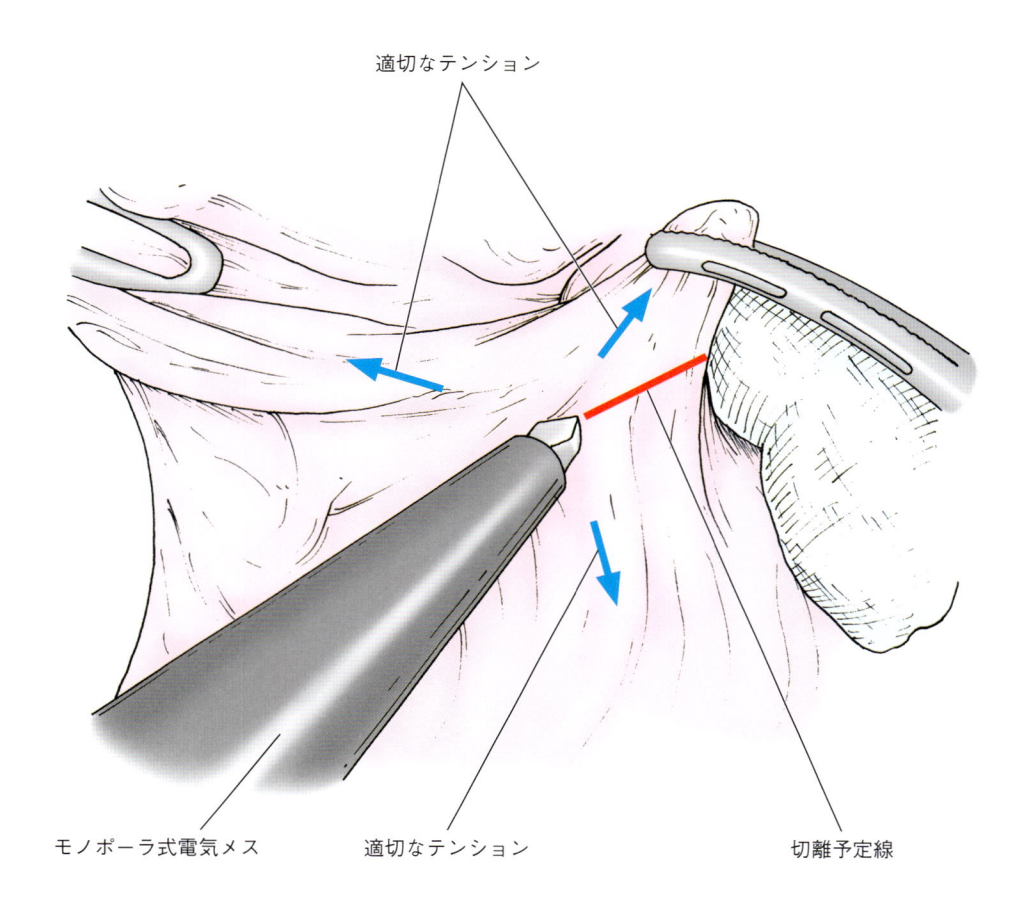

適切なテンション

モノポーラ式電気メス　　　適切なテンション　　　切離予定線

図8 組織の切開

モノポーラ式電気メスを用いて組織を切開する場合は，十分なテンションを組織に与えることが重要である．

電気メスを用いた切開と剥離

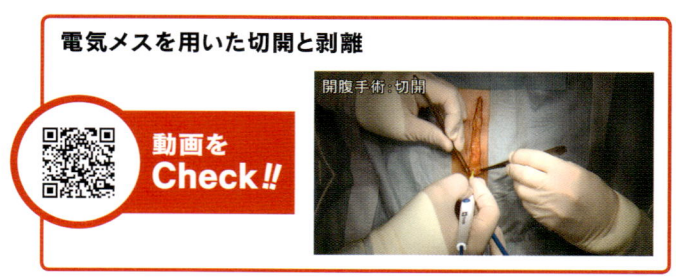

動画を
Check!!

開腹手術 : 切開

https://gakken-mesh.jp/app/webroot/ds/001bos/2-1-1.html

〈層の剥離〉

- 消化器外科手術においては，生理的癒合を剥離する場面が多くみられる．癒合した層にテンションをかけると，通常は結合織による白色の"泡のような空間"を見出すことができる．この"泡のような空間"にモノポーラ式電気メスを接触させ剥離を行う．

- この際，電気メスの先端を駆動の後，ヘラのようにして組織を押してリズムを作り，剥離を効率的に進める手法を行う術者も多い．

- 剥離が進んできたら，さらに剥離面にテンションがかかるように臓器を牽引する力を徐々に調節する，あるいは把持のし直しを行うことを心がける 図9 ．

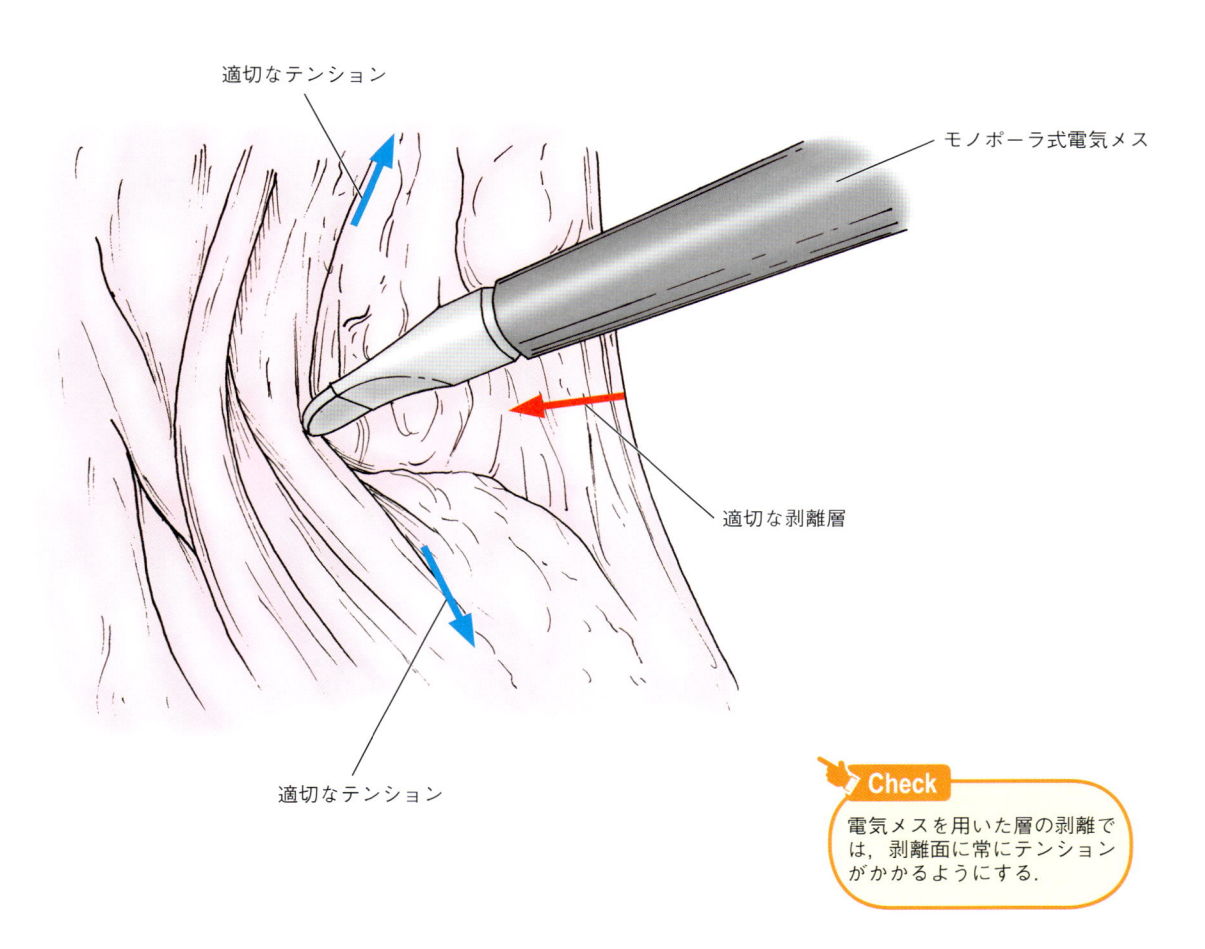

適切なテンション

モノポーラ式電気メス

適切な剥離層

適切なテンション

Check

電気メスを用いた層の剥離では，剥離面に常にテンションがかかるようにする．

図9 層の剥離
生理的癒合部の層を剥離する際は，適切なテンションを組織に与え，"泡のような空間"を生み出すことが重要である．

〈小出血に対する止血操作〉

- 止血操作では，状況に応じて下記①〜③の中から最も適切な方法を選択する必要がある．いずれの方法を選択するにしても，血液が存在すると抵抗値が低いため電流が逃げてしまい効果的な止血が困難になる．
- ガーゼや吸引でしっかりと血液を除去してから止血目的の通電を行うことが重要である．

①鉗子・鑷子で把持して通電 図10

- 出血点を鉗子や鑷子で把持し，そこにモノポーラ式電気メスを通電させて止血凝固を得る方法である．
- 開腹手術における小出血への対処に用いられる場合が多い．開腹手術で出血点を把持した鑷子を通電する際，高い電圧設定のモードを用いると術者の手に感電する場合があるので注意が必要である．
- 前述（p.69）の漏電による他臓器損傷には十分な配慮が必要である．

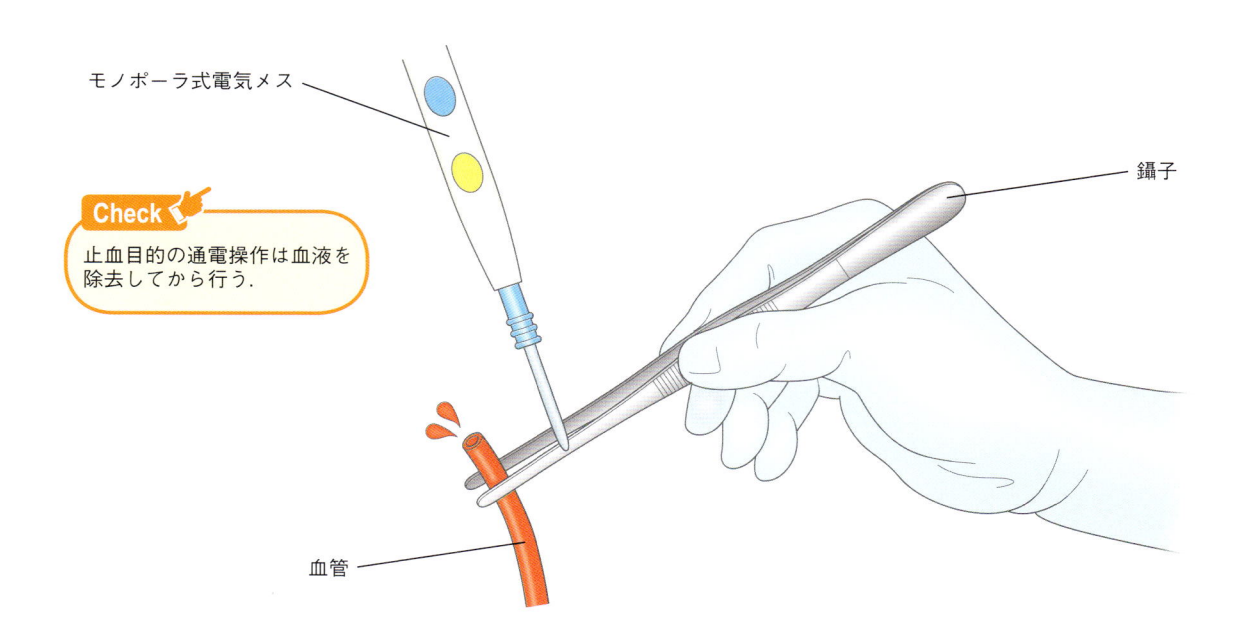

モノポーラ式電気メス

鑷子

Check
止血目的の通電操作は血液を除去してから行う．

血管

図10 鑷子で把持して通電し止血
出血点を鑷子で把持し，鑷子を電気メスで通電凝固する．漏電に注意することと電圧の低い切開モードを使用することがポイントである．

②バイポーラ鉗子による止血 図11

- 出血点をバイポーラ鉗子で把持，通電して止血凝固を得る方法である．
- 周囲への熱の波及が最小限に抑えられるため，ピンポイントで止血を得たい場合に有用である．
- 前述（p.68）のとおり，バイポーラ式電気メスは双極のプローブ間を電流が流れるため，強く把持をしすぎて双極が接触してしまうとショートしてしまい凝固効果が得られない．少し双極に距離を保つイメージ（軽く把持する）で通電するのがコツである．

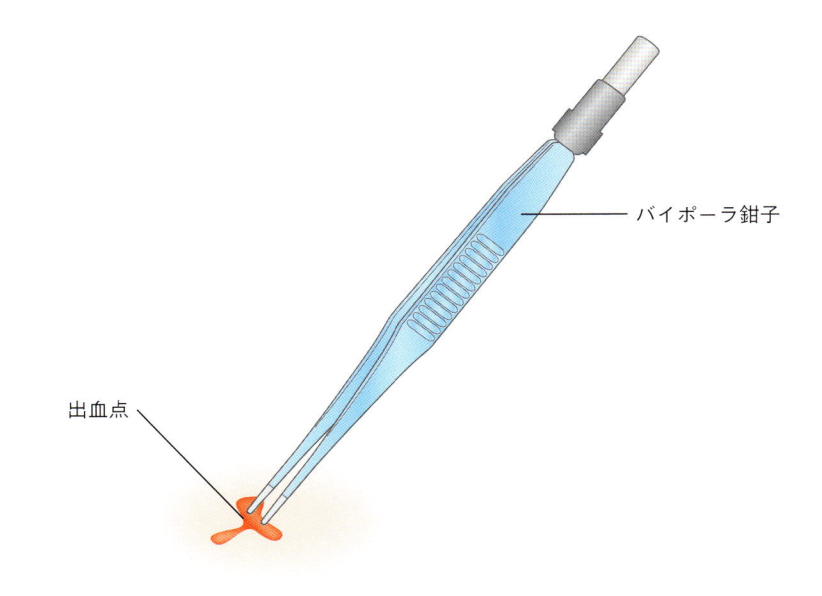

バイポーラ鉗子

出血点

図11 バイポーラ鉗子による止血
ピンポイントで出血点を挟むようにして通
電する. 完全に鉗子を閉じてしまうとショ
ートするだけで効果がない.

③ソフト凝固による止血 図12

- 迅速な止血が可能であり, 現時点では腹腔鏡下手術において頻用されている.
- 血液を除去し, 出血点を正確に確認しながら通電したほうが効果が高いため, 吸引
  管先端に金属性電極リングが装着されたデバイスを用いて使用する場合が多い.

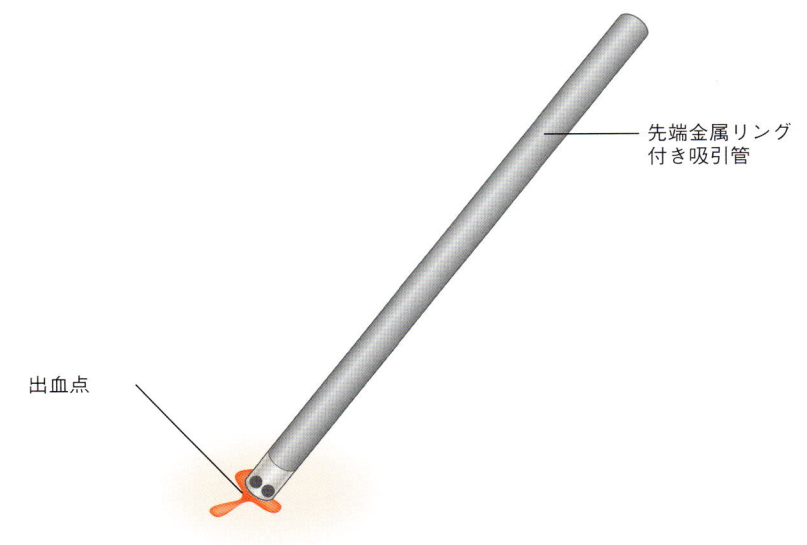

先端金属リング
付き吸引管

出血点

図12 ソフト凝固による止血
吸引で血液を除去し, 出血点をなでるよう
にして凝固するのがコツである.

止血操作

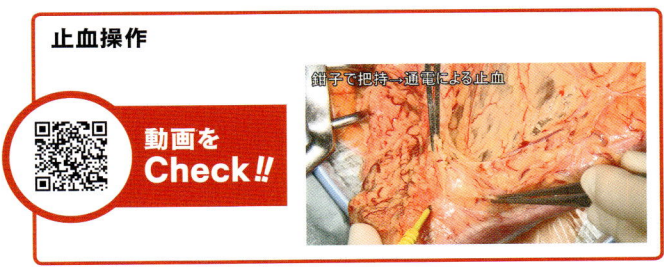

動画を
Check!!

鉗子で把持→通電による止血

https://gakken-mesh.jp/app/webroot/ds/001bos/2-1-2.html

文 献

1）木下敬弘, 芝崎秀儒, 榎本直記, ほか. 高機能電気メスを駆使した腹腔鏡下胃切除術～手技と理論的背景～. 手術 2015;
69: 195-201.

自動縫合器・吻合器の基本

（Linear and Circular Stapler）

▶▶ **斉田芳久，長尾さやか，榎本俊行**（東邦大学医療センター大橋病院外科）

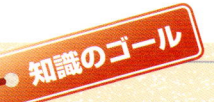

- 自動縫合器・吻合器の基本知識，各製品の特徴を理解する．
- 吻合する腸管径に適合したサイズの機器を用いる．
- 正しい機器の使用方法で吻合を行う．
- 吻合では常にテンションと血流を念頭に行う．

》消化器外科手術における自動縫合器・吻合器

- 現在の消化器外科手術において自動縫合器（リニアステープラー），および自動吻合器（サーキュラーステープラー）は欠かせないデバイスである．術者の経験，技量に影響されにくい簡便性と再現性により，手術時間の短縮や，術後の縫合・吻合部位における合併症の減少が期待できる．
- 近年の内視鏡外科手術の発展は，体腔内での縫合や吻合を自動縫合器および自動吻合器で行うことで成し得たといっても過言ではない．
- 外科医は正しい知識をもとに，最適なステープラーを選び，正しい使用方法で手術を行う必要があり，これらのステープラーを使いこなすためは，現在，わが国で販売されている2社の製品のそれぞれのメカニズム，特徴，長所をよく理解しておくことが重要である．

》医療用ステープラーの歴史

- ステープラー（stapler）は，「コ」の字形の金属の針（ステープル：staple）をものに刺し通し，針先の部分を両側から「B」の字に曲げてものを綴じるものを指す．わが国では，「ホチキス」と呼ばれる紙綴器の文具がもとであるが，1921年にハンガリーのPetzが現在のステープラーの原型となる2列縫合の金属製ステープラーを開発，また1950年代にソ連で縫合と同時にカッターで組織を切離するというコンセプトを取り入れたほぼ現在のステープラー同様の自動吻合器が開発され，大きな発展を伴って現在の形となっている．
- 現在の医療用ステープラーは，自動縫合器・吻合器ともに金属ステープルで組織を圧着しながら，その中間をナイフで切離する構造となっている．

》自動縫合器（リニアステープラー）

- 自動縫合器は，ステープルが直線的に並んでおり，直線で組織を縫合するとともに切離可能な機器で，腹腔内手術では腸管の切離，再建において最も頻用されるデバイスである．
- 最近の自動縫合器は，ナイフの両側に3列のステープルラインがある6列の製品が主流である．

- 開腹手術用と内視鏡外科手術用があるが，近年の内視鏡外科手術（腹腔鏡下手術）の普及，進化により，各メーカーともに新製品は内視鏡外科手術用が主になっている **図1**．
- 現在販売されている主な2社の内視鏡外科手術用製品の特徴と比較を **表1** に示す．

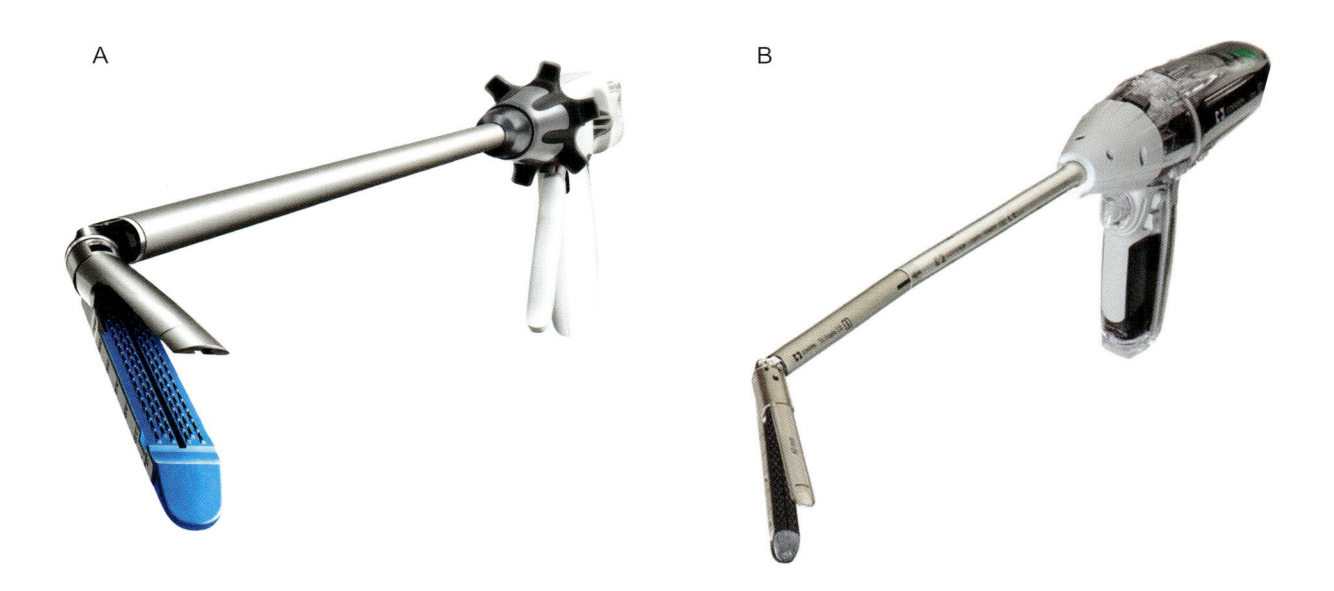

A

B

図1 主な自動縫合器（内視鏡外科手術用：電動）
A：Powered ECHELON FLEX® (Ethicon, Inc., Johnson & Johnson 社)．（写真提供：ジョンソン・エンド・ジョンソン株式会社）
B：Signia™ Stapling System（Covidien 社）．（写真提供：コヴィディエンジャパン株式会社）

表1 主要リニアステープラーの主な特徴・スペック（2019年2月現在）

製品名		縫合長	ステープル列	ステープル素材	ナイフ装着部位	カートリッジ交換可能回数	機能の特徴	製造業者
ECHELON FLEX®	手動	45, 60	6列	チタン合金	本体側	12回	ファイヤ前の「先行圧縮」によるステープリングにより適した厚みにティシューマネジメント	Ethicon, Inc., Johnson & Johnson 社
Powered ECHELON FLEX® **図1A**	上記の電動版：バッテリー付（12時間使用可）．ファイヤリング・ナイフリバース操作以外は手動							
エンド GIA™ トライステープル™／エンド GIA™ ウルトラユニバーサルステープラー	手動	30, 45, 60	6列	純チタン	カートリッジ側	25回	3種類のステープルとカートリッジの段差によるインテリジェント・コンプレッション機構	Covidien 社
Signia™ Stapling System **図1B**	上記の電動版：ステープルのみディスポザブル．動作はあごの開閉，屈曲，ローテーション，ファイヤリングは電動							

〈ECHELON FLEX®〉

- ECHELON FLEX® (Ethicon, Inc., Johnson & Johnson 社) のメカニズムにおける最大の特徴は，把持した組織を圧縮し均一化してくれる「先行圧縮」と「平行閉鎖」で，ステープリングに適した厚みにティシューマネジメントすることでより適切なステープル形成と組織の切離縫合・吻合をサポートしてくれる．
- 臨床的にはファイヤリングの際に挟んだ組織が先端に逃げにくい点で一発での切離が行いやすいが，先端部分がやや大きく，先端の屈曲も手元で行えずやや手前で曲がるため，狭い骨盤には使用しにくい場合がある．

<エンド GIA™ トライステープル ™>

● エンド GIA™ トライステープル ™（Covidien 社）の最大の特徴は，組織をカートリッジ内側（ナイフ側）から横方向に逃がすように圧縮し3段階の高さの異なるステープルを打針していく tri-staple technology を採用していることである．これにより，ワンサイズでより幅広い厚みの組織，厚みが不均一な組織に使用しやすくなっている．

● 臨床的には先端部分の屈曲は手元で行うことが可能で，かつやや先端近くで屈曲する点，および 30 mm と小さなカートリッジの選択が可能な点で狭い骨盤での使用がしやすいが，ファイヤリング時に組織が先端にやや逃げやすい点に注意が必要である．

● それぞれの自動縫合器では金属ステープルは「コ」の字でカートリッジと呼ばれるステープラーの先に装着する機器に収納されており，カートリッジにより装着されているステープルの針の高さや「B」字形成後の高さは異なる．

● カートリッジは装着されているステープルのサイズで色が異なり，両製品でラインナップは異なる 表2 ．

表2 各自動縫合器のカートリッジごとのステープル長（2019 年 2 月現在）

製品名	カートリッジ色	ステープルレッグ長（mm）	形成後レッグ長（mm）
ECHELON FLEX® （Ethicon, Inc., Johnson & Johnson 社）	ホワイト	2.5	1
	ブルー	3.2	1.5
	ゴールド	3.8	1.8
	グリーン	4.1	2
	ブラック	4.2	2.3
エンド GIA™ トライステープル ™ （Covidien 社）	グレー	2	0.75
	キャメル	2.0 / 2.5 / 3.0	0.75 / 1.0 / 1.25
	パープル	3.0 / 3.5 / 4.0	1.25 / 1.5 / 1.75
	ブラック	4.0 / 4.5 / 5.0	1.75 / 2.0 / 2.5

カートリッジ選択のポイント

　対象とする組織の厚さは臓器や浮腫の有無などにより異なるため，術中に最適なカートリッジを判断することが安全な縫合を行うためには重要である．手術参加チームで相談し，最適と思われるステープル長と縫合長のカートリッジを選択する 表3 ．

表3 自動縫合器のカートリッジ選択基準

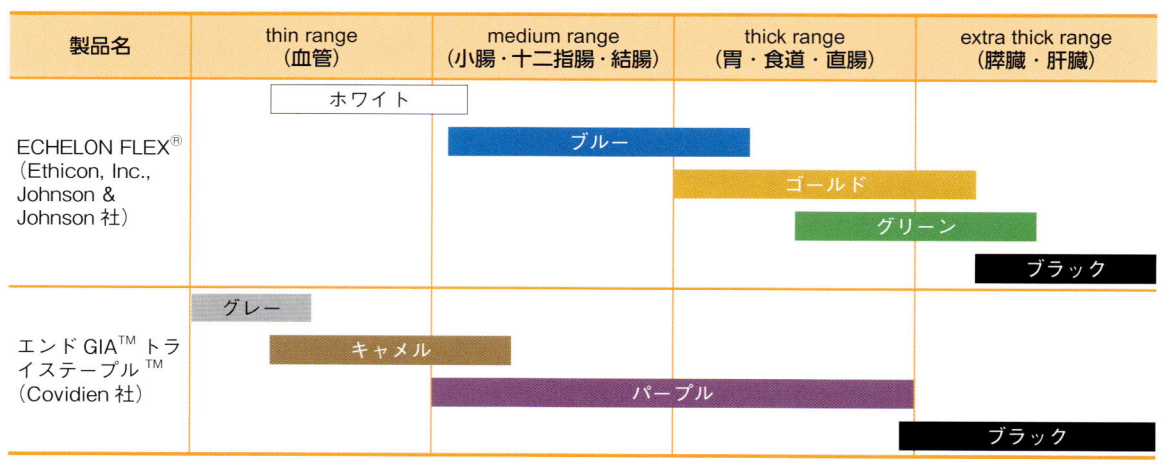

製品名	thin range （血管）	medium range （小腸・十二指腸・結腸）	thick range （胃・食道・直腸）	extra thick range （膵臓・肝臓）
ECHELON FLEX® （Ethicon, Inc., Johnson & Johnson 社）	ホワイト	ブルー	ゴールド／グリーン	ブラック
エンド GIA™ トライステープル ™ （Covidien 社）	グレー／キャメル	パープル		ブラック

＊筆者の個人的意見であり機器メーカー推奨ではない．

- エンド GIA™ トライステープル™ では，ポリグリコール酸製吸収性補強材がセットされているステープラー，リンフォースも発売されており，断端の補強が必要な症例で有効である可能性がある．
- 組織を切離するナイフは，ECHELON FLEX® では本体側に装着されているが，エンド GIA™ トライステープル™ ではカートリッジ側に装着されているためファイヤリングごとに新しいナイフが使える．
- エンド GIA™ トライステープル™ では先端部分がすべて交換されるので，ステープルを管腔内に挿入する機能的端々吻合では，毎回挿入部位を交換することが可能で術野の清潔を保ちやすい．ECHELON FLEX® を複数回使用する際は，カートリッジを取り外した後に生理食塩水で先端部を洗浄する．
- 最近はどちらの製品も電動式が発売され，機器はやや重くなっているが，ファイヤリングに力がいらないため，女性外科医でも取り扱いやすいだけでなく，ファイヤリング時のステープラーのぶれがなくなり，組織への不要な力がかからず均一なステープリングが可能となっている．
- 主な機器には勝手にファイヤリングしないようにロックがかかっているので，決してファイヤリング直前までロックを外さないように心がけるとともに，ファイヤリングまではファイヤリングボタンにも触らないようにする．
- 手動でファイヤリングノブが非常に重い場合や電動でも自動的にファイヤリングしない場合には，部分的にファイヤリング（ロックアウト）している可能性があり，そのカートリッジは使用不能であるので新しいものに交換する必要がある．

≫ 自動吻合器（サーキュラーステープラー）

- 自動吻合器のステープラーは，輪状に並んでおり，組織を縫合することで腸管などを吻合するとともに，円筒形の刃が円形のまな板状の器機（ワッシャー／マイラー）の間で組織を切離することで吻合部を作成して吻合を完成させる機器である．1960 年代に開発され，現在では世界中の消化管の手術で使用されている．
- わが国で使用可能な機器は前述の 2 社の製品であり，いずれの自動吻合器もステープルラインは 2 列である 図2 ， 表4 ．

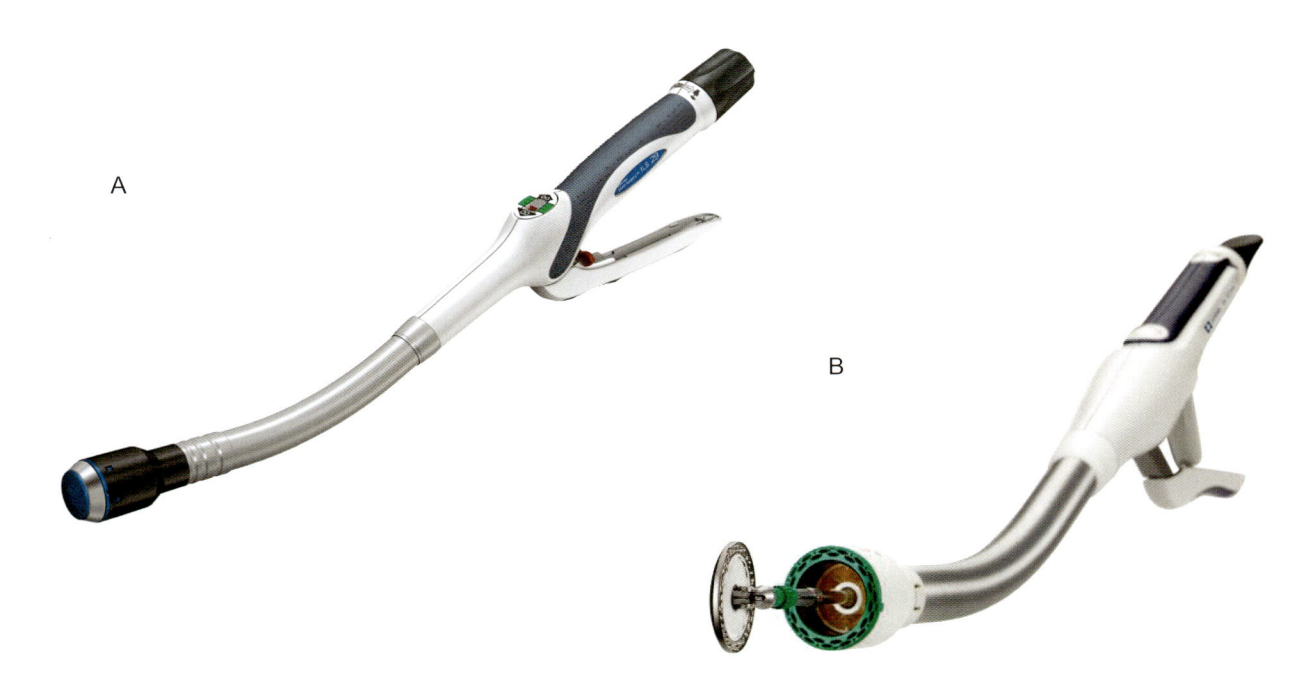

図2 主な自動吻合器
A：PROXIMATE® ILS（Ethicon, Inc., Johnson & Johnson 社）．（写真提供：ジョンソン・エンド・ジョンソン株式会社）
B：DST Series™ EEA™ サーキュラーステープラー（Covidien 社）．（写真提供：コヴィディエンジャパン株式会社）

表4 各自動吻合器の特徴 （2019 年 2 月現在）

製品名	外径 (mm)	内径 (mm)	ステープル数 (個)	ステープルレッグ長 (mm)	形成後レッグ長 (mm)
PROXIMATE® ILS (CDH, ECS) (Ethicon, Inc., Johnson & Johnson 社) 図2A	21	12.4	16	5.5	1.0 ～ 2.5 (調整可)
	25	16.5	20	5.5	1.0 ～ 2.5 (調整可)
	29	20.4	24	5.5	1.0 ～ 2.5 (調整可)
	33	24.4	28	5.5	1.0 ～ 2.5 (調整可)
DST Series™ EEA™ サーキュラーステープラー (Covidien 社) 図2B	21	12.5	18	3.5/4.8	1.5/2.0 (ブルー / グリーン)
	25	16.5	22	3.5/4.8	1.5/2.0 (ブルー / グリーン)
	28	19.5	26	3.5/4.8	1.5/2.0 (ブルー / グリーン)
	31	22.5	30	4.8	2
	33	24.5	32	4.8	2

- PROXIMATE® ILS (Ethicon, Inc., Johnson & Johnson 社) の最大の特徴はギャップセッティング機構である．吻合する組織の厚みに応じて，ステープルの曲がった「B」字（レッグ）形成の高さをマニュアルで調整できる．
- DST Series™ EEA™ サーキュラーステープラー（Covidien 社）は組織の厚みに応じて事前に「ブルー」または「グリーン」とレッグの高さの選択をしなければならないが，選択した組織に合った「B」字（レッグ）形成がなされる．また，経口アンビル（ティルトトップ™ プラス OrVil™）が使用できることが特徴で，上部消化管手術の自動吻合器を用いた吻合では使用頻度が高い．
- 対象とする腸管に適さない太さの吻合器を選択すると腸管の断裂・損傷の原因になるので，使用腸管の内径を視認や指診，時には棒状の測定器（サイザー）で認識し，最適なサイズの自動吻合器を判断することが安全な吻合を行うためには重要である．
- いずれの機器も誤ったファイヤリングを防止するためにセーフティロックがかかっているので，ファイヤリング直前まで解除しないようにすべきである．
- アンビルヘッドは PROXIMATE® ILS よりも DST Series™ EEA™ サーキュラーステープラーのほうが薄く，また抜去時にヘッドはティルトして倒れるために少し押し込んでから少し回転させながら抜くが，回転しすぎると抜去時に倒れたヘッドの縁で組織を巻き込みやすいので気をつける必要がある．
- 一方，PROXIMATE® ILS はヘッドと本体が平行に離れていくため，少ない回転でも左右にゆっくりと回転させながら抜くことで抜去しやすい．

自動吻合器抜去のポイント

　自動吻合（ファイヤ）後に本体とアンビルヘッドを腸管内から抜去する際，PROXIMATE® ILS では手元のノブを 1/2 ～ 3/4 回転の逆回しだが，DST Series™ EEA™ サーキュラーステープラーでは 2 回転の逆回しである．その違いはきちんと認識しておかないといけない．なお，DST Series™ EEA™ サーキュラーステープラーでは，2 回転でカチッとしたクリック音とともに手に振動で感覚が伝わる．

≫ 自動縫合器を用いた吻合法

- 本稿では，一般的な腸管の吻合方法を示す．上部消化管での食道空腸吻合や胃空腸吻合法などは各施設でいろいろと工夫をされており，標準的な方法の記載が難しいので割愛する．
- 自動縫合器を用いた吻合法には機能的端々吻合（functional end-to-end anastomosis；FETEA）と，端々三角吻合法（triangulating stapling technique）がある．

- 機能的端々吻合は，現在最も一般的に行われている腸管吻合法であり，手縫い吻合に比して吻合に要する時間の短縮が図れること，狭窄が少ないこと，口径差の著しい腸管同士の吻合に向いているなどの利点がある[1].
- 腫瘍から十分な距離をとって腸管切離線を決定する 図3A．腸間膜を切離し，辺縁動静脈を結紮切離する．辺縁動静脈から腸管に入る直動静脈に沿って腸管壁を露出する．三角吻合に比較すると"縫い代"の腸間膜処理はそれほど必要ないので直動静脈の処理は必要最小限とし，血流を損なわないようにする．小切開創から腹腔内へのステープルや腸管内容の侵入を防ぐため，体外に挙上した腸管と小開腹創の間にタオルを敷く.
- 自動縫合器を用いて腸管の切離を行う 図3B．自動縫合器は各施設や術者の使い慣れたものを使用する．それぞれの縫合器の特徴を理解し，適切な長さ，ステープル高を選択する.
- 自動縫合器を腸管の短軸方向に挿入する．この際，直動静脈を挟み込まないように確認が必要である.

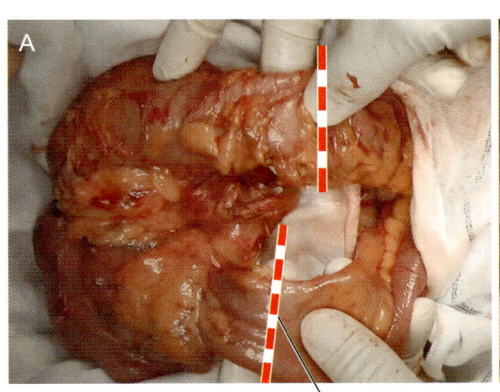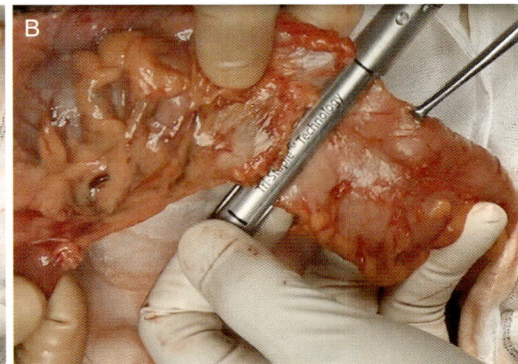

切離予定線

Check
組織の厚みが均等になるように，縫合器で組織を挟んだ後，一定時間待ってから切離する.

図3 FETEA の腸管切離
A：腸間膜を処理後，血流を確認し切離予定線を決定する.
B：自動縫合器にて腸管を切離する.

- 機能的端々吻合の実際の吻合は側々吻合であり，腸間膜対側の腸管を長軸方向に自動縫合器で吻合する．まず，自動縫合器の挿入孔を作成する 図4.

アリス鉗子

作成した挿入孔

アリス鉗子

ステープルライン

アリス鉗子

腸管

腸間膜

図4 FETEA の自動縫合器の挿入孔作成

- 腸間膜対側の切離断端ステープルに小切開を置いて挿入孔を作成する．血流確認と，電気メスによる引火の可能性を防ぐため，切開はクーパー剪刀で施行する．
- 両方の腸間膜対側に自動縫合器が誤って漿膜−筋層間などに挿入されないように，全層をしっかりアリス鉗子で把持する．アリス鉗子が自動縫合器挿入の妨げになる場合は，全層で支持糸をかける．なお，消化管内内腔に触れた器械は清潔野に戻してはいけない．
- 挿入孔より自動縫合器を挿入する **図5**．自動縫合器の先端のカートリッジ側は固定されているので，はじめに腸管に挿入し，次いで開閉する先端に腸管を被せるようにする．
- 挿入時に，自動縫合器を寝かせすぎると，先端での腸管損傷の可能性があるため，挿入する角度に注意しながら愛護的に挿入する．

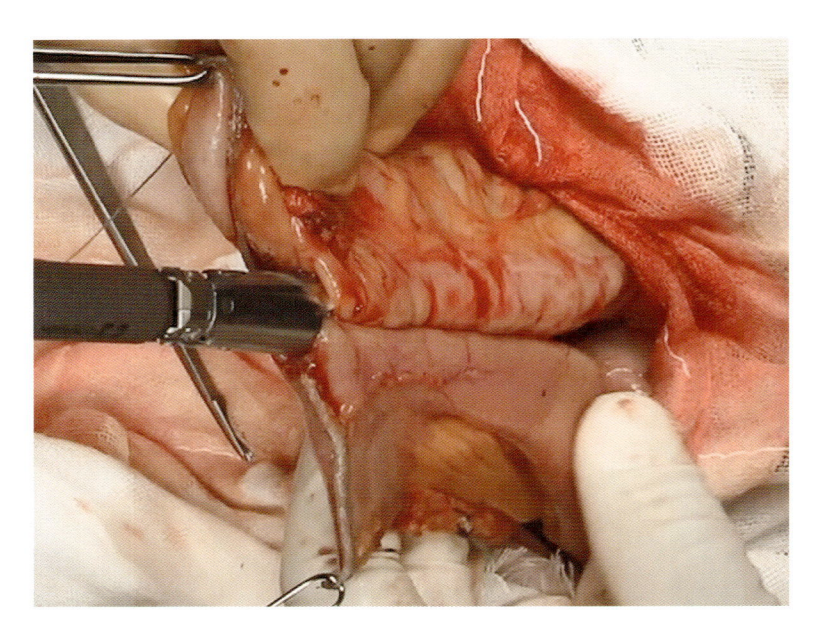

図5 FETEA の自動縫合器挿入

結腸 - 回腸機能的端々吻合のポイント

結腸 - 回腸での吻合の場合，通常は回腸側のほうに可動性があるため，まず結腸側にカートリッジ側を挿入してから，回腸を誘導してアンビル側を挿入すると行いやすい．

機能的端々吻合

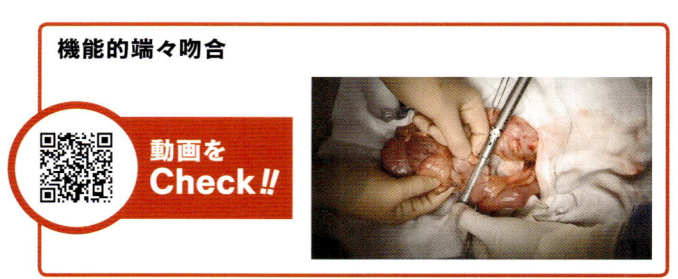

動画を Check‼

https://gakken-mesh.jp/app/webroot/ds/001bos/2-2-1.html

- 自動縫合器を締め込む際，腸間膜などの周囲組織を巻き込まないように注意が必要である．まず腸管のねじれがないことを確認し，用手的に腸間膜を外側に避けながら，自動縫合器の根元まで腸管が把持されるように位置を微調整しながら自動縫合器を締め込む **図6**．
- ここでも組織の厚みが均等になるように，縫合器で組織を挟んだ後，一定時間待つ．その間に，自動縫合器先端の"股"にあたる部分を2針程度縫合結紮して補強する．その後，自動縫合器をファイヤリングして吻合を行う．

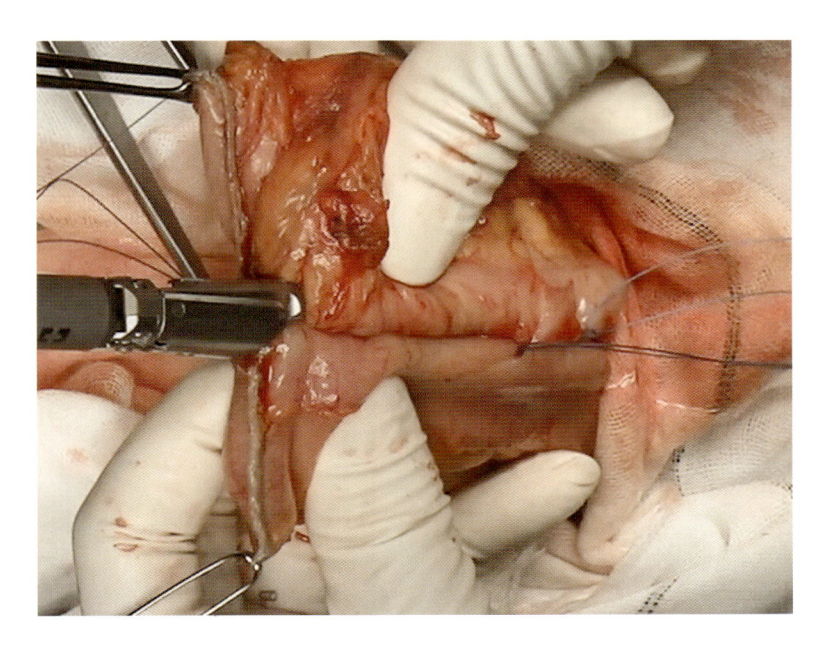

図6 FETEA の補強と自動縫合器ファイヤリング

- 腸間膜対側での側々吻合後，挿入孔の閉鎖に移る **図7A**．まず吻合部からの出血がないことを確認する．ステープルラインを重ねて吻合すると，ステープル形成不全から縫合不全につながる可能性や，ステープルラインの癒合による吻合部狭窄につながる可能性があり，注意が必要である．ステープルラインが重ならないように，アリス鉗子で全層を把持する．
- 全層を把持したアリス鉗子に沿って，自動縫合器を用いて挿入孔を閉鎖する **図7B**．この際，過剰に挟み込むと，吻合部狭窄につながる可能性があるために注意を要する．

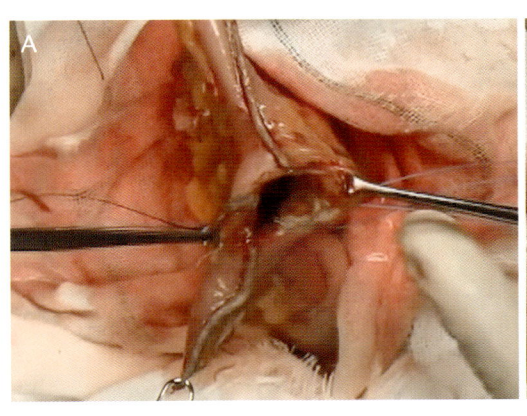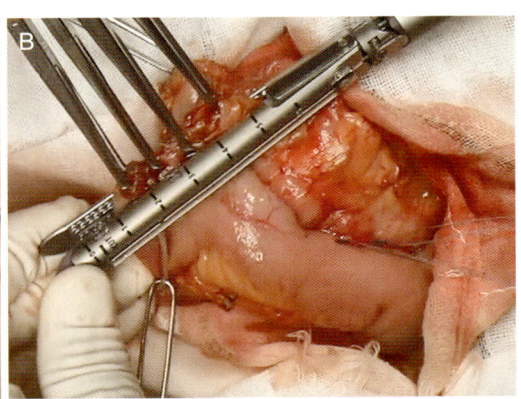

図7 FETEA の挿入孔閉鎖
A：自動縫合器の挿入孔．
B：挿入孔を全層で縫合閉鎖する．

- 挿入孔の閉鎖が終了した時点で，消化管内腔は閉鎖される．この時点で手袋や器械を清潔なものに交換する．
- ステープルラインの交点と切離端を縫合結紮にて補強し，機能的端々吻合は終了となる 図8A ， 図8B ．

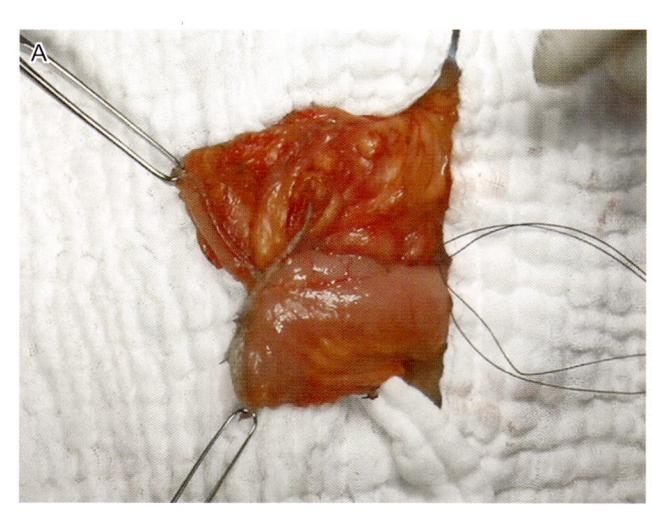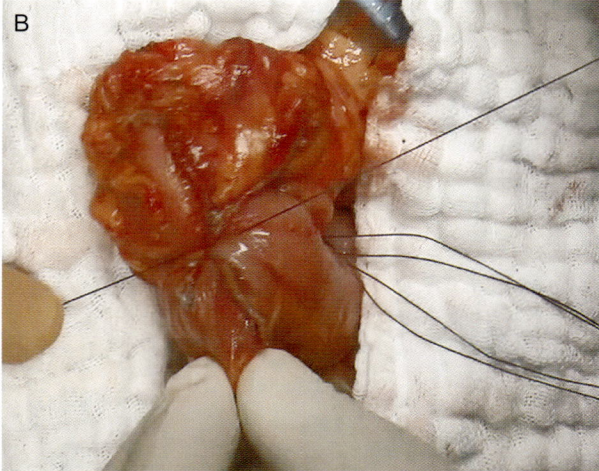

図8 FETEA の補強と完成

A：自動縫合器での縫合閉鎖完成図．

B：交点の補強．

≫ 三角吻合の実際

- 端々三角吻合法は，Venkatesh ら[2] により 1993 年に報告された吻合法であり，手縫い吻合に近い端々吻合である．
- 端々三角吻合法は，機能的端々吻合に比較して生理的であること，腹腔鏡下手術では腸管を十分に体外に引き出すのが難しい状況でも施行可能なこと，血流が良好であることなどの利点がある[3]．
- 腫瘍から十分な距離をとって腸管切離線を決定する．腸間膜を切離し，辺縁動静脈を結紮切離する．辺縁動静脈から腸管に入る直動静脈に沿って腸管壁を露出する．吻合に際して"縫い代"が必要となるため，1cm 程度腸間膜の処理をする．この際，腸管壁を損傷しないよう注意を要する．
- 腸管が開放される前に，腹腔内への腸管内容の侵入を防ぐため，体外に挙上した腸管と小開腹創の間にタオルを敷いておく．

- 吻合予定の腸管にねじれが生じないように鉗子をかけながら並べる 図9．三角吻合の底辺（後壁側）に腸間膜が位置するように腸間膜に直行する方向に，また内容物の流出がないように両側を腸鉗子で把持し，切離線（腸間膜処理部ぎりぎり）にリスター鉗子をかける．これは止血を目的としており，組織は軽度挫滅するが，真の吻合部とはならない．
- 尖刃またはクーパー剪刀でリスター鉗子直上を切開し，検体を摘出する．

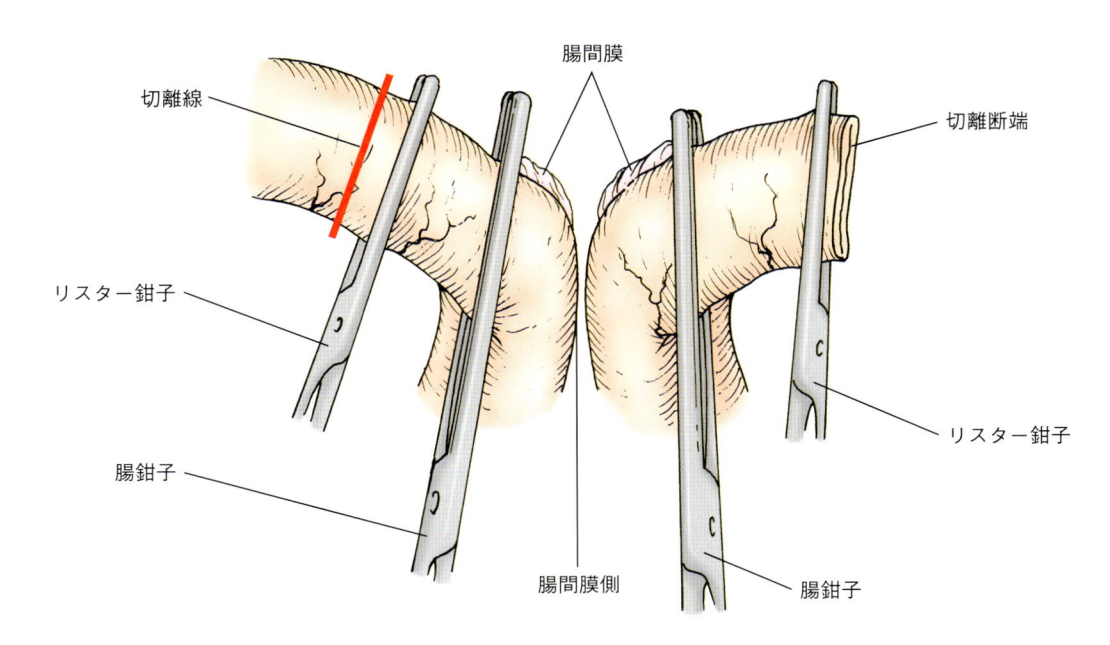

図9 三角吻合の腸管セッティングと切離

- リスター鉗子を外し，両端をアリス鉗子で把持する．内腔が消化液や便などで汚染されている場合はガーゼで愛護的に拭き取る．一度腸管内に挿入したガーゼや器械は再利用しない．
- 結腸‐回腸など，腸管径の異なる吻合の場合は，口径差をそろえる 図10．腸管径の短い方（回結腸では回腸）の腸間膜対側を，腸管の長軸方向に切開する．

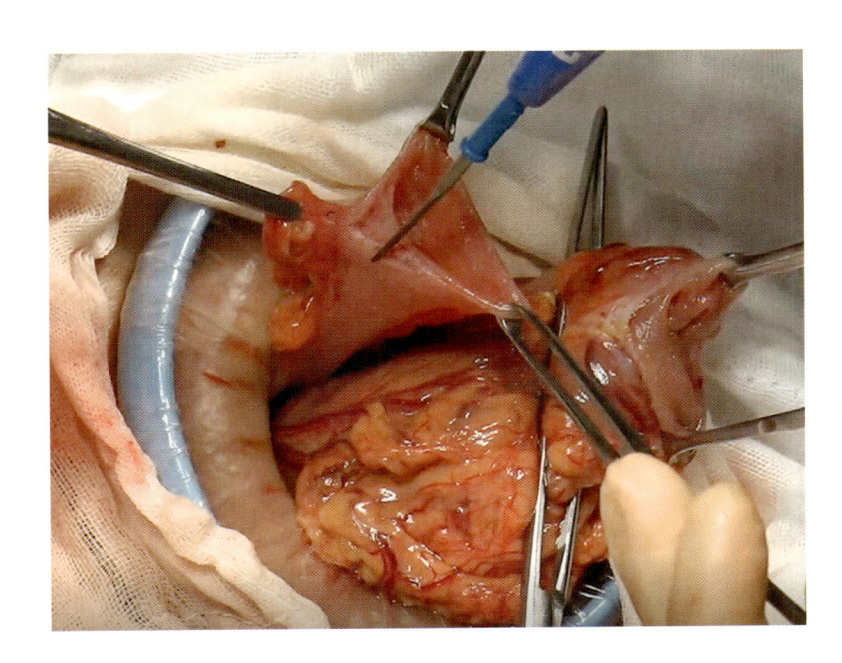

図10 三角吻合の腸管口径調整

> **Check**
> 三角吻合では手縫い吻合と同様に吻合腸管の口径を合わせる必要がある．

- 腸間膜側のラインに全層で支持糸をかける 図11A ．両端より少し後壁寄り，その中央の 3 か所で吊り上げる 図11B ．これにより腸管腔約 1/3 の距離を内翻させ後壁吻合とする 図11C ．
- しっかり内翻しない場合は，さらに間に支持糸をかけ 5 針程度で吊り上げる．組織がたるみ，しっかり全層にステープラーがかからないと，縫合不全につながる．両端を把持していたアリス鉗子を近づけるようにずらし，前壁側の全層を軽く外翻させて挟み込まないように注意しながら自動縫合器にて吻合する．
- 組織の厚みが均等になるように，縫合器で組織を挟んだ後，一定時間をおいて吻合する．この縫合線は内翻となるため，十分に止血を確認する．

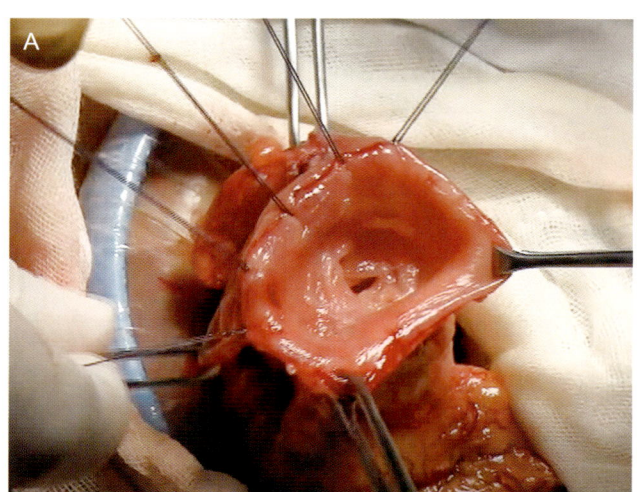
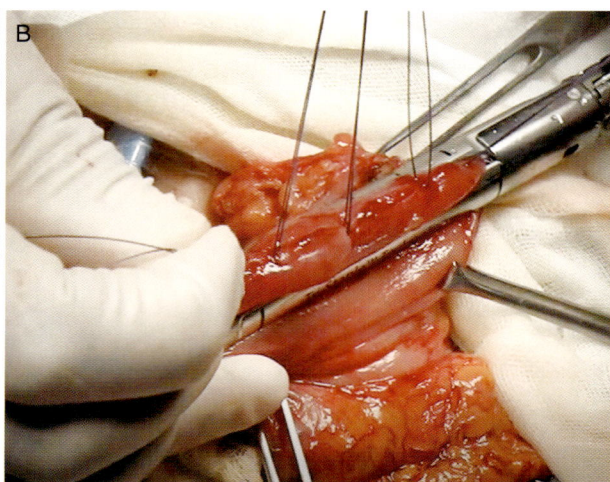
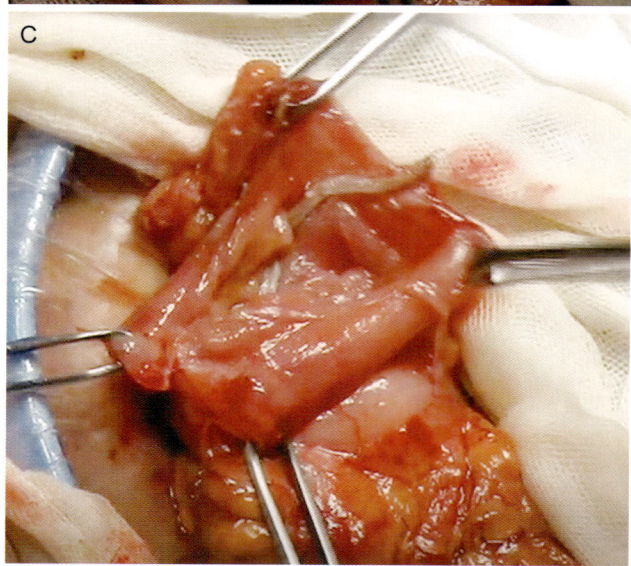

図11 三角吻合の後壁内翻吻合
A：後壁吻合のための支持糸．
B：後壁を自動縫合器にて全層で内翻吻合する．
C：後壁吻合完成図．

- 次いで，底辺にあたる後壁吻合断端に全層で支持糸をかける **図12A**．縫合線のや や後壁寄りで全層をひろい，漿膜側に結紮が来るように1針支持糸をかける **図12B**． 頂点にあたる部分にも支持糸をかけ，その間を1〜2針全層で結紮し，支持糸とし 全層を外翻させる．
- 後壁を挟み込まないように注意しながら自動縫合器にて吻合する **図12C**．組織の 厚みが均等になるように，縫合器で組織を挟んだ後，一定時間をおいて吻合する．

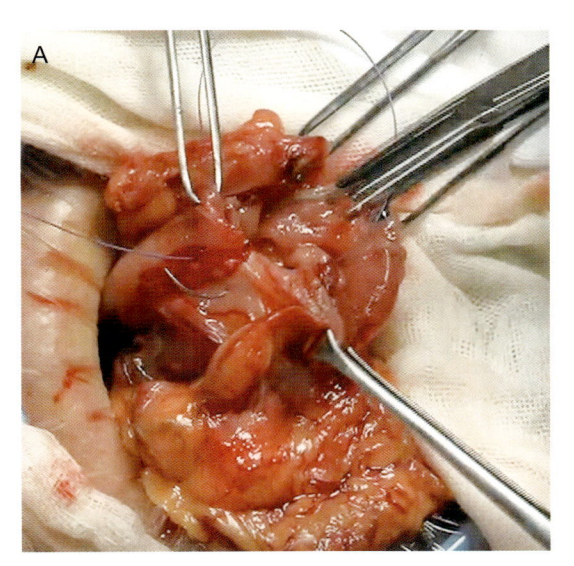
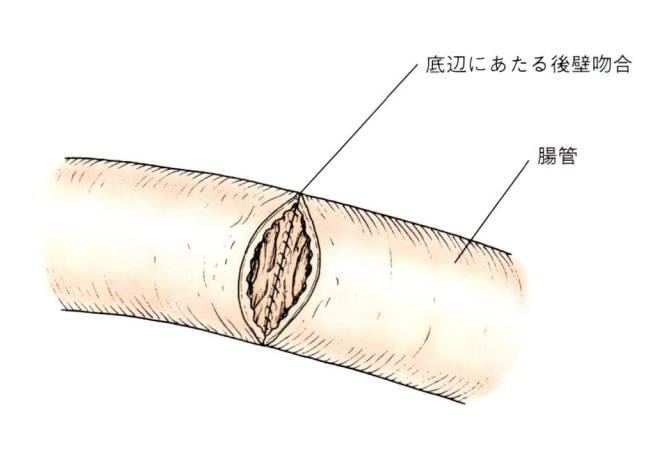

底辺にあたる後壁吻合

腸管

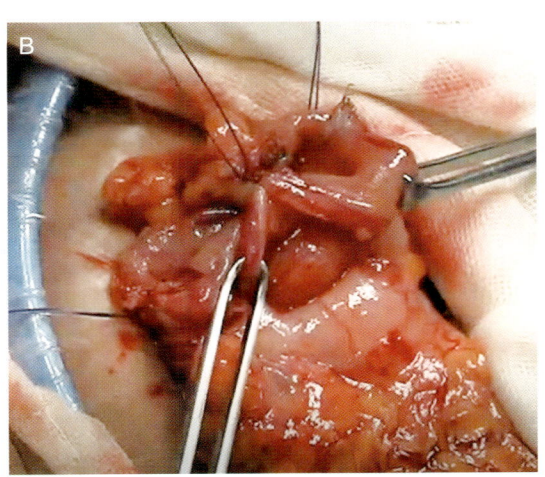
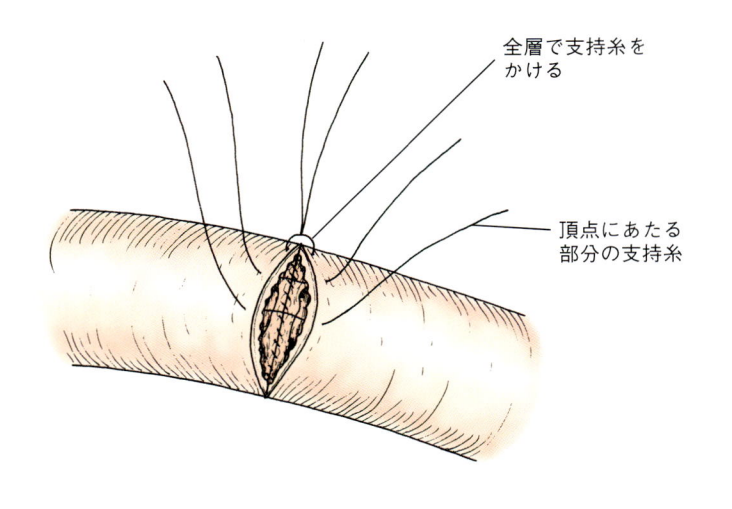

全層で支持糸を かける

頂点にあたる 部分の支持糸

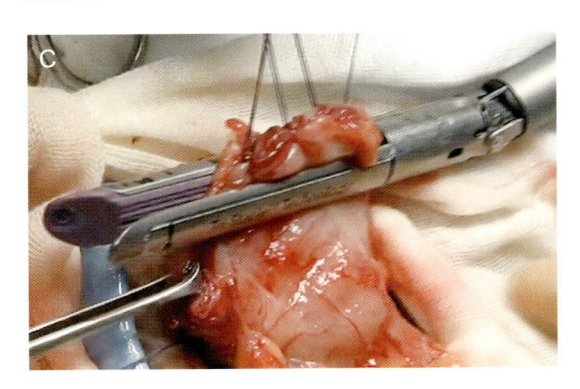
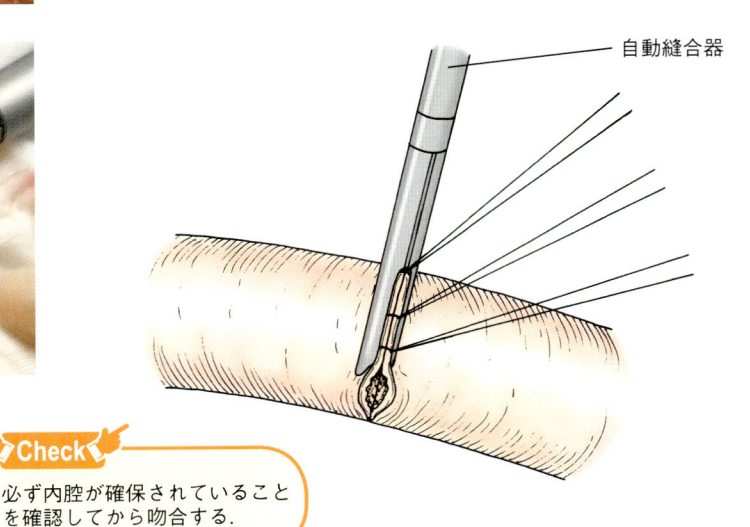

自動縫合器

Check

必ず内腔が確保されていること を確認してから吻合する．

図12 三角吻合の前壁外翻吻合
A：三角の底辺部の支持糸.
B：三角の頂点の支持糸.
C：自動縫合器にて全層で吻合する.

● 再度，内腔を確認し後壁を挟み込まないように注意しながら，最後の辺の吻合に移る．同様に支持糸をかけて外翻で吻合する **図13A**．ステープラーは頂点に向かう方向で挟み込み **図13B**，ファイヤリングする．

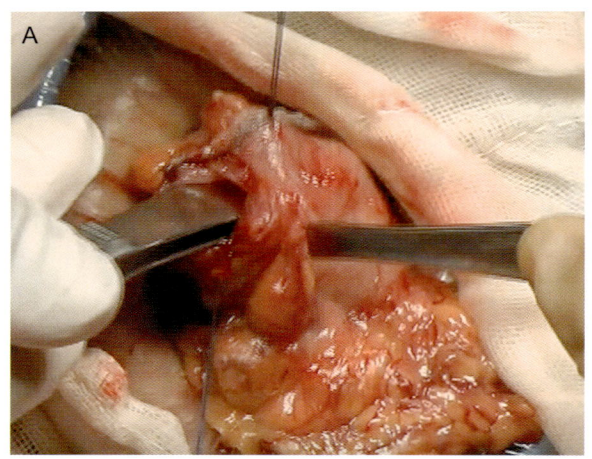 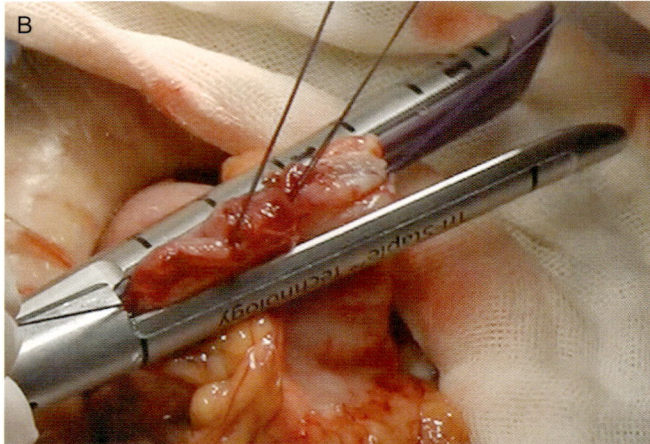

図13 三角吻合の前壁最終吻合
A：内腔の確認．
B：自動縫合器にて全層で吻合する．

● 後壁（内翻吻合）と前壁（外翻吻合）の交点を補強する **図14**．不要な漿膜同士の縫合（埋没）は，血流障害や吻合孔を狭小化する可能性があるため施行しない．

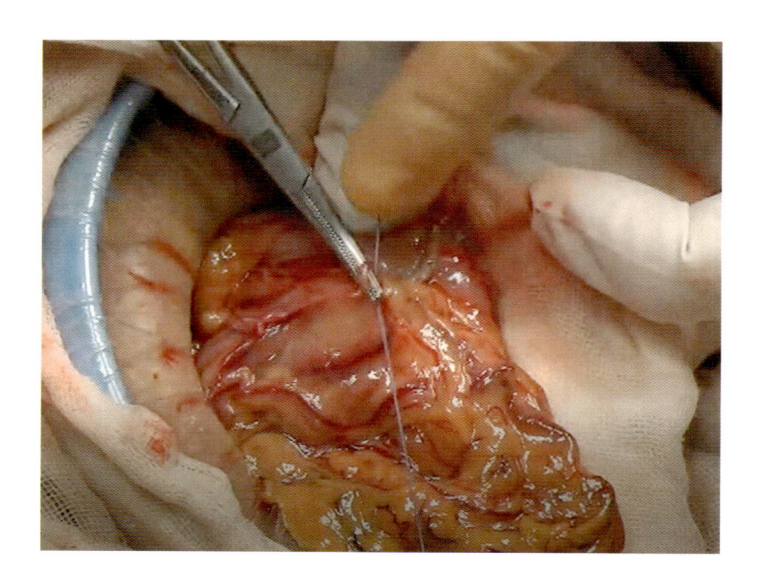

図14 三角吻合の補強と完成

- 漿膜 – 漿膜縫合が必要となるのは，出血している部位，3 か所の縫合線が 3 点で肉眼的に交差していない（ステープラーの交点がずれている）部位 図15，明らかに縫合にテンションがかかっている場合などである．

A

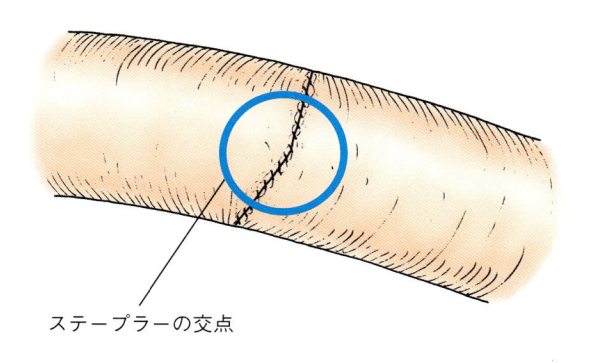

ステープラーの交点

B

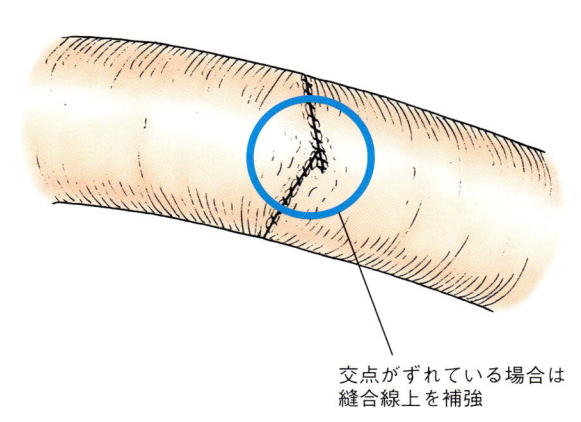

交点がずれている場合は縫合線上を補強

図15 補強が必要になるステープラーの交点のずれ
A：補強が不要な例．
B：補強が必要な例．

》自動吻合器を用いた吻合法

- S 状結腸，直腸前方切除における最も一般的な吻合再建法は DST（double stapling technique）である．1980 年に報告[4] されてから標準的な手術とされ，内視鏡外科手術でも一般的に行われる．

》DST の実際

- 過不足のない腸管切離のため，術前点墨などのマーキングを腹腔鏡で観察することに加え，必要であれば術中内視鏡にて腫瘍の位置を確認する．腹腔鏡施行時は口側に多量の送気がされないように，口側に腸管クリップをかけるなどの工夫が必要である．
- 切離線を決定後，腸管壁を損傷しないように，腸管に垂直に直腸間膜を処理する 図16．

切離予定線

Don't!

直腸に対する腹腔鏡下手術では鉗子の方向の関係で左側の腸間膜処理で肛門側にずれやすいので注意する．

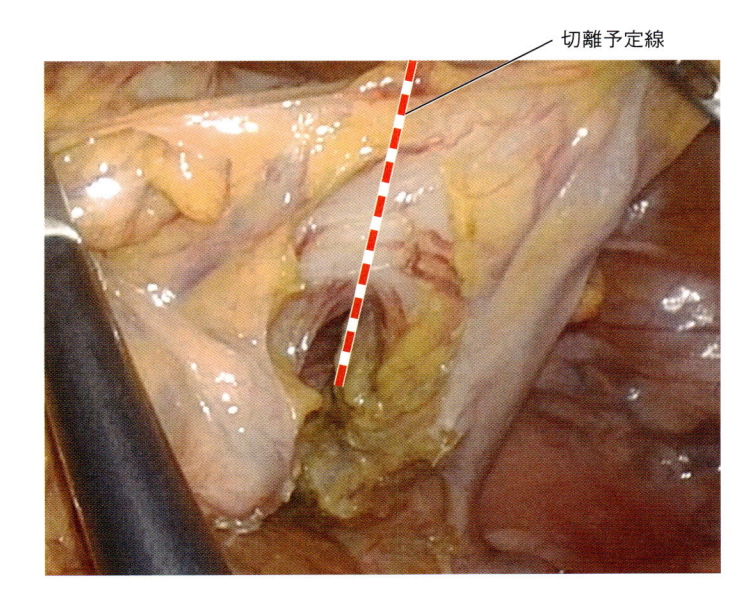

図16 DST の肛門側腸間膜処理

腹腔鏡下手術では切離する器機の角度がポート位置である程度制限されるので，安全な切離・吻合のためは，肛門側腸管を十分に授動（低位前方切除では肛門挙筋の露出するまで，前方切除でも背側は肛門挙筋付近まで）し，腸管の可動性を高めておくことが重要である．

double stapling technique (DST)

動画を Check!!

https://gakken-mesh.jp/app/webroot/ds/001 bos/2-2-2.html

- 着脱式腸管鉗子などを切離予定線のやや口側に，腸管壁に垂直になるようにかける **図17**．遊離癌細胞のインプランテーション予防目的に，経肛門的に微温湯約500～2,000 mLにて腸管洗浄を行う．肛門側の距離が長い場合は，洗浄水が多量に腸管内に残存しないよう注意する（必要があれば内視鏡にて吸引する）．
- 次いで，自動縫合器をかける．なるべく1回で切離できるように着脱式腸管鉗子に沿わせて，腸管壁に垂直に挿入する **図17**．術者の左手鉗子で口側腸管を把持して自動縫合器と腸管の角度を調整する．先端が腸管壁を刺したりしないように，愛護的に挿入し，引っ掛かりがあった場合は無理に進めない．また，背側で周囲組織を巻き込まないように注意する．
- 小開腹創から腸管を体外に誘導する．腫瘍が大きい，腸間膜が厚いなどの場合は創を延長する．口側の切離線を決定し，腸間膜を処理する．血流確保のため，切離予定線口側の直動静脈の温存を心がける．

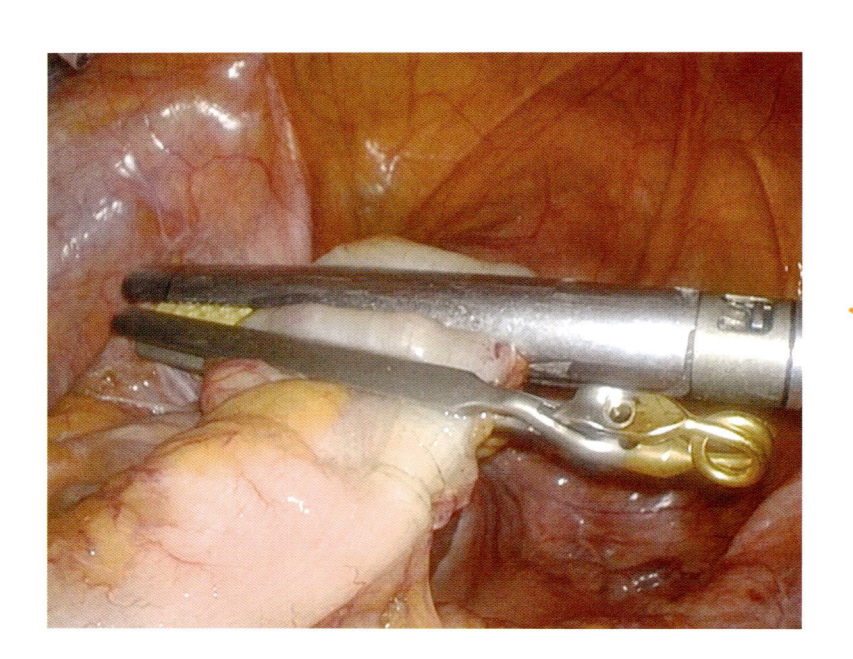

> **Check**
> 組織の厚みが均等になるように，縫合器で組織を挟んだ後，一定時間をおいて切離する．

図17 DSTの肛門側腸管切離

- 腸管切離の前には必ず血流を確認する．当科では ICG 蛍光イメージによる血流評価を行っている 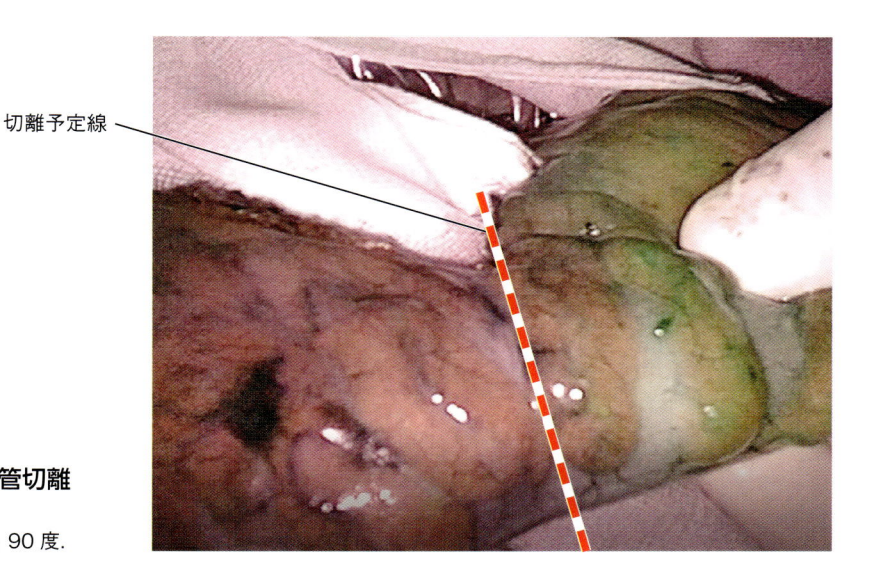 **図18** ．

切離予定線

図18 DST の口側腸管切離
（血流確認）
切離予定線は腸管に対し 90 度．

- 切離予定線に，波型鉗子をかける **図19A** ．両端針を通してタバコ縫合をかける．肛門側に縦溝鉗子をかけ，尖刃やクーパー剪刀で波型鉗子に沿って腸管を切離し，検体摘出とする **図19B** ．直針を波型鉗子から外し，糸が絡まないように注意しながら波型鉗子をゆっくり開き **図19C** ，タバコ縫合がしっかりかかっていることを確認しながら，アリス鉗子で 3 か所程度全層を把持する．
- ICG 蛍光イメージなどの設備がない場合，この時点での腸管断端（間膜ではなく）からの oozing 出血を確認することでも血流を評価できる．

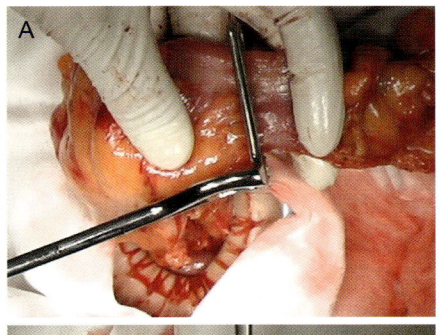

A

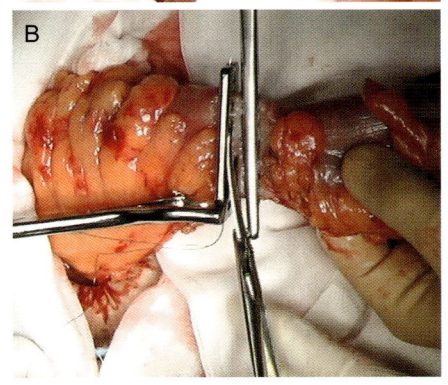

B

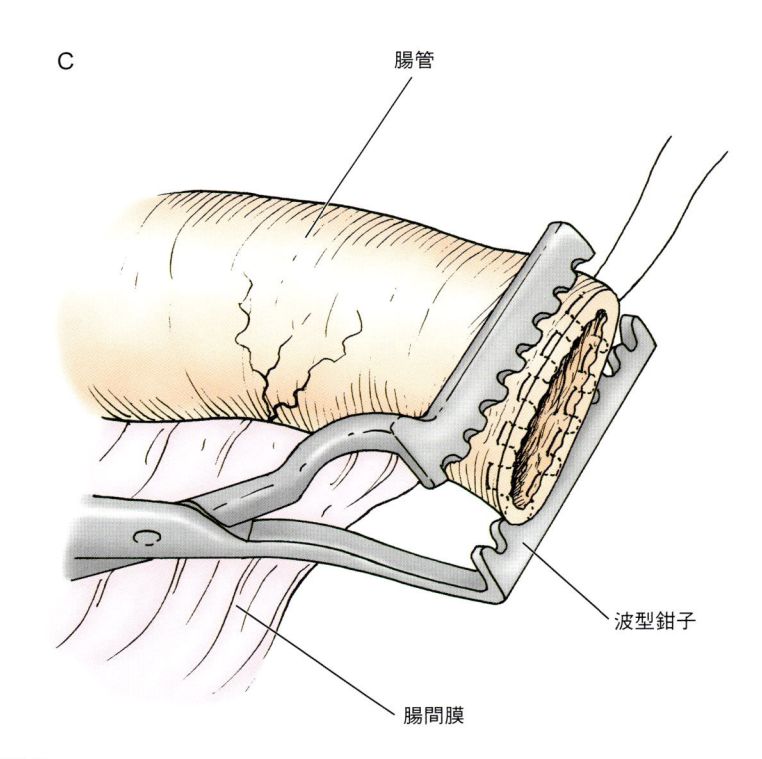

C

腸管

波型鉗子

腸間膜

図19 DST の口側腸管タバコ縫合／検体摘出
A：波型鉗子をかける．
B：腸管切離し，検体を摘出．
C：タバコ縫合完成図．

- アンビル把持鉗子でシャフトを把持したアンビルに潤滑剤を塗布し，腸管内に愛護的に挿入する 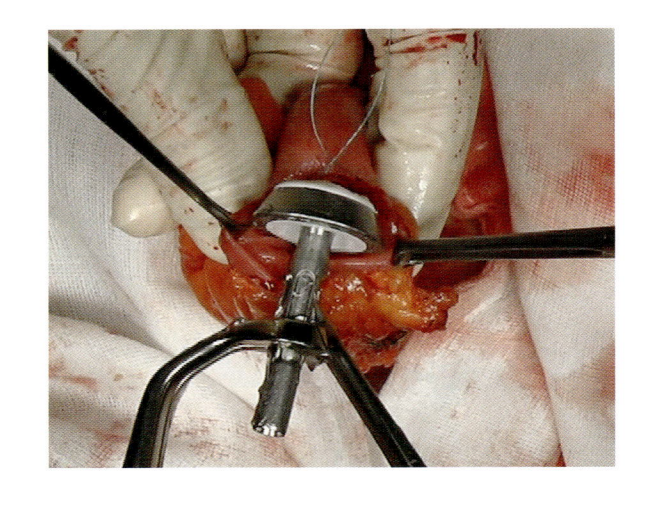図20．自動吻合器は腸管径と肛門径に合わせたサイズを選択する．無理に太い径の自動吻合器を選択するとファイヤリングの際にテンションがかかり逆に吻合部狭窄の原因となるので，迷ったら細い径を選択する．

図20 DST のアンビルヘッド挿入

- また，低位の直腸手術で，吻合部が肛門に近い場合は，サイズの大きい吻合器では本体が十分挿入できず，肛門を引き込むなどのトラブルにつながるため，細径（25mm）を選択する．
- 口側腸管が細いときや，攣縮などを起こしているときに無理に挿入すると腸管損傷につながる．挿入時には，腸管を無理に広げてアンビルヘッドを挿入してはいけない．
- アンビルヘッドが腸管内に挿入できたら，腸管断端がアンビルシャフトに沿うようにタバコ縫合の糸を締めて結紮する 図21．この際，アンビル把持鉗子は外さずに，糸を結紮する力で腸管自体が牽引されないように助手がしっかりと鉗子を把持する．

タバコ縫合のポイント

口側腸管を腹腔内に戻してから，必ずしもすぐに縫合できるとは限らない．テンションのかからない縫合のため，その後に脾彎曲の授動などが追加される可能性もある．その間，万が一，タバコ縫合が外れたり緩んだりすると，腹腔内の汚染につながる．

そのため，タバコ縫合後に１針縫合結紮補強を追加している 図21．

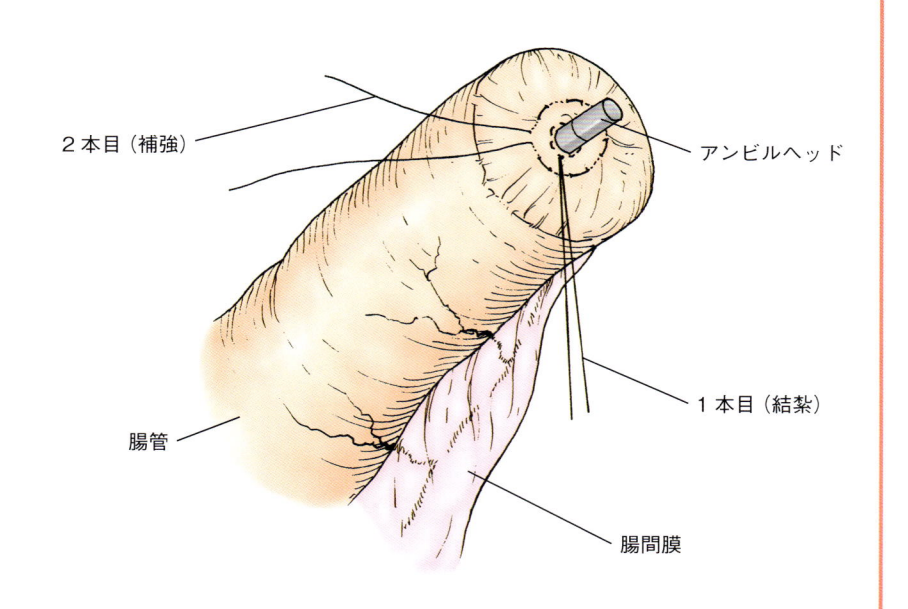

２本目（補強）
アンビルヘッド
１本目（結紮）
腸管
腸間膜

図21 DST の口側腸管閉鎖／アンビルヘッド固定

- 消化管内腔が閉鎖されるため，手袋や器械を清潔なものに交換する．
- 再度気腹し，腸管を腹腔内に戻す．まず，腸管が骨盤内にテンションがかからないように誘導できるかを確認する．必要があれば口側腸管の授動を追加する．経肛門的に自動吻合器を挿入する．
- 逆に，断端までの距離が長い場合も本体の誘導が難しいことが多く，腹腔鏡の画像を見ながら慎重に挿入すること，術者が腸管を直線化するなどの工夫が必要である．攣縮が強い場合には，麻酔科の医師にブチルスコポラミン臭化物（ブスコパン®）を投与してもらい腸管の緊張を緩和する．
- センターロッドを貫通させる **図22A**．肛門側腸管に余裕があればステープルを避けて前壁に打ち抜くことで，ステープル同士の重なりを避け，縫合不全の回避を期待する．直腸での吻合の場合は，ステープルラインが自動吻合器先端の中央付近に位置するようにし，ステープルラインを前後壁どちらかにずらしてセンターロッドを貫通させる．ステープルライン自体を貫通させると裂けることがあるため注意を要する．腸管切離が2回にわたった場合は，ステープルラインの交点を打ち抜く．
- 貫通の際に無理なテンションがかからないように，センターロッド先端に電気メスで小（点状）切開を置く **図22B**．自動吻合器の操作者は，背側腹側左右だけでなく，前後（本体が抜けたり入りすぎたりする操作）への本体のずれがないように腹腔鏡の画面を見ながら操作を行う．

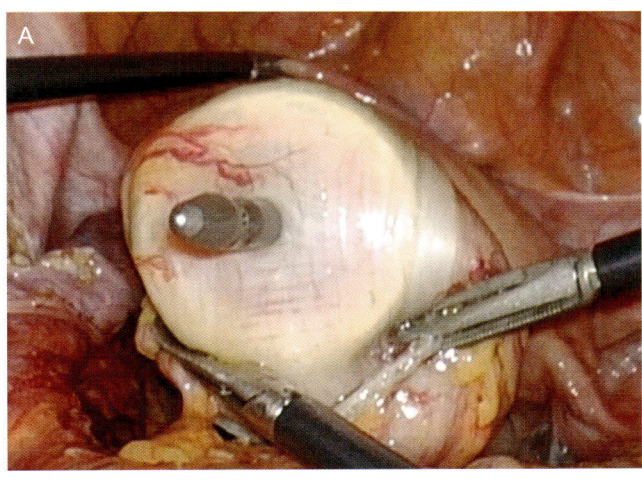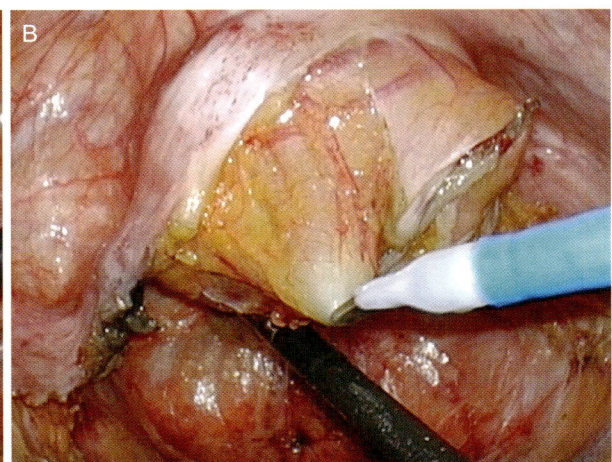

図22 DST の吻合前センターロッドの刺入
A：センターロッドにて肛門側腸管を貫通する．
B：貫通がスムーズでない症例では電気メスで切開を置く．

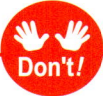

Don't!

低位の吻合の際，勢いよく挿入すると腸管閉鎖部を損傷する可能性があるため注意を要する．

- アンビルを骨盤内へと誘導し，腸管のねじれがないことを確認するために，口側腸管の腸間膜の位置を確認する 図23A ．
- 次いで，アンビルをセンターロッドに装着する．この際，術者の右手でアンビルシャフトを，左手で口側腸管の腸間膜を把持し，アンビルとセンターロッドの角度を合わせるとスムーズに挿入できる 図23B ．

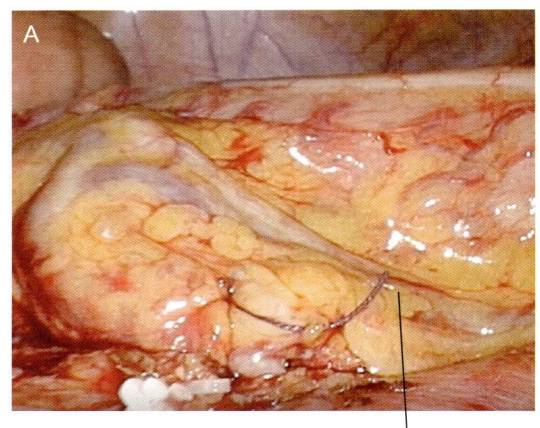

腸間膜

図23 DST の吻合
A：腸間膜の位置を確認する．
B：アンビルをセンターロッドに装着する．

- 視野と接線方向になってしまうため，カメラは吻合部の上から見下ろす視野を確保する．周囲臓器（膣後壁，精嚢，卵管采など）は必要であれば助手の鉗子で除け，巻き込まれないようにしながら自動吻合器を締めこむ．
- アンビルとセンターロッドを締め込む直前に可能なら再度 ICG 蛍光イメージによる血流評価を行う 図24 ．

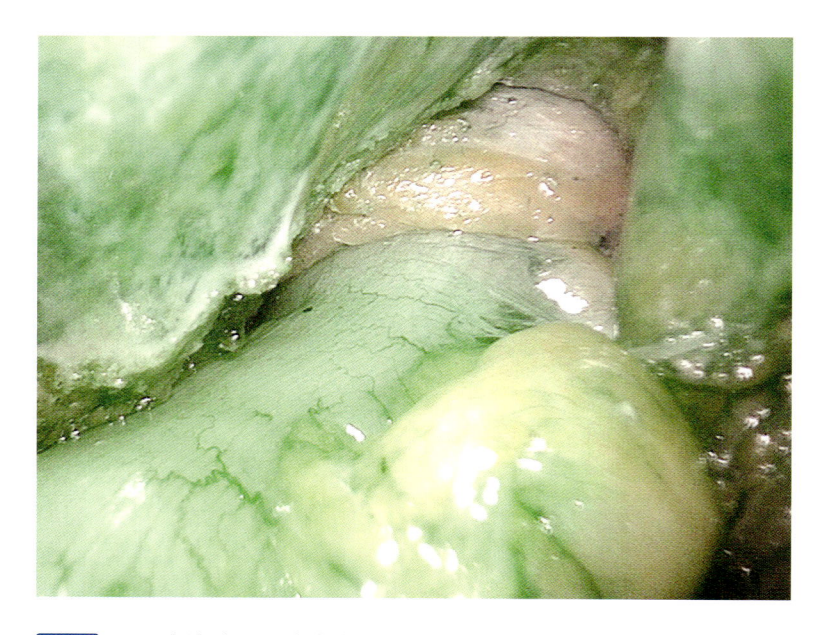

図24 DST 血流確認と吻合完成

- 組織の厚みが均等になるように，一定時間をおいて吻合し，本体を抜去する．製品により，操作（ダイアルを回す回数）が異なるため，使用する機器の取り扱いには十分な理解が必要である．また本体を抜去する際は無理に引き抜かず，ゆっくり「∞」の形に回しながら愛護的に引き抜く．アンビルヘッドを外し，口側肛門側ともに腸管壁が全層に環状に打ち抜かれていることを確認する．
- その後，術中内視鏡にて吻合部出血がないこと，エアリークがないこと，口側腸管の粘膜の色調などを確認する．低位の吻合であれば必要に応じて経肛門ドレーンを留置して終了となる．

起こりやすい合併症

■1 消化管吻合後の吻合部出血

吻合部出血の頻度は少なく，上部でも下部でも1〜2％程度である．術後消化管出血を認めても保存的に軽快することが多い．原因としては，消化管吻合に伴い生じる出血であり，縫合糸やステープラーの緩みなどに起因する早期術後出血と，縫合糸の脱落，組織の壊死によって発生する術後7〜10日の晩期術後出血が挙げられるが，多くは早期術後出血が多い．

保存的に治癒しなければ内視鏡での止血クリップで対応する．

■2 消化管吻合後の縫合不全

縫合不全は上部消化管では2〜3％，結腸で3〜5％，直腸で10％程度発生する．血流障害が大きな原因であるが，それ以外に吻合へのテンション，器機の不具合，不適切な手術手技などが原因となる．

炎症が局在していれば絶食，抗菌薬の投与または治療的ドレナージで保存的に治療可能だが，汎発性腹膜炎の場合には再手術が必要になり，救命のためにはそのタイミングを見極めることが大切である．

文 献

1）正木忠彦，松岡弘芳，小林敬明，ほか．結腸切除術後の再建法．外科．2009; 71: 829-33.

2）Venkatesh KS, Morrison N, Larson DM, et al. Triangulating stapling technique; an alternative approach to colorectal anastomosis. Dis Colon Rectum 1993; 36: 73-6.

3）Fukunaga Y, Higashino M, Tanimura S, et al. Triangulating stapling technique for reconstruction after colectomy. Hepatogastroenterology 2007; 54: 414-7.

4）Knight CD, Griffen FD. An improved technique for low anterior resection of the rectum using the EEA stapler. Surgery 1980; 88: 710-4.

超音波凝固切開装置と血管シーリング装置の基本

（Fundamentals of the Ultrasonic Energy Devices and the Bipolar Electrosurgical Devises）

▶▶ 吉敷智和，森　俊幸（杏林大学医学部外科〈消化器・一般外科〉）

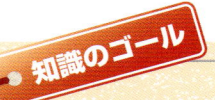 知識のゴール

- 超音波凝固切開装置と血管シーリング装置の種類や特徴，基礎を理解する．
- 超音波凝固切開装置と血管シーリング装置の使用法を理解する．
- 超音波凝固切開装置と血管シーリング装置の使用上の注意点を理解する．

超音波凝固切開装置と血管シーリング装置の種類

- 超音波凝固切開装置は，電気エネルギーを超音波振動に変換して振動するブレードと組織の間で生じる摩擦熱で蛋白質を凝固し，摩擦によって組織を物理的に切断する装置である．組織に電流は流れない．
- 血管シーリング装置は，組織抵抗を感知して電流を制御できるバイポーラ式電気メスである．組織の切断は付随する刃の部分で行う．

》 超音波凝固切開装置

〈原理〉
- 超音波凝固切開装置の先端は，アクティブブレード（振動）とティッシュパッド（組織把持）で構成されている 図1 ．

超音波凝固切開装置先端の使い方のポイント

　ティッシュパッドの根部深くまで組織を咬み込むと根元部分は組織凝固が不完全となることがある．先端 1/3 〜 1/2 程度を使って少しずつ切離するのがコツである 図1 ．

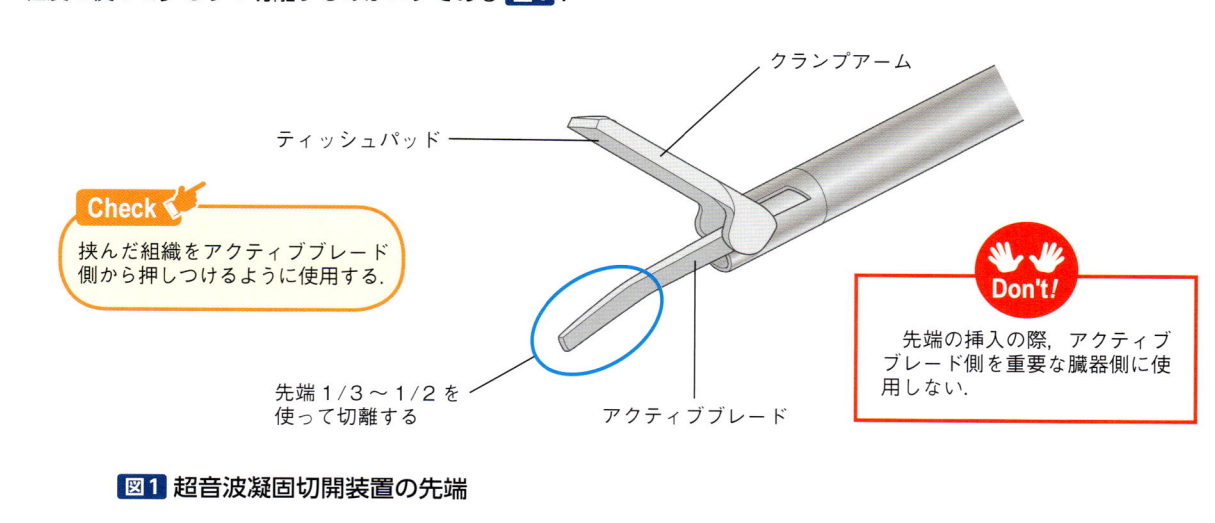

クランプアーム

ティッシュパッド

Check 挟んだ組織をアクティブブレード側から押しつけるように使用する．

先端 1/3 〜 1/2 を使って切離する

アクティブブレード

Don't! 先端の挿入の際，アクティブブレード側を重要な臓器側に使用しない．

図1 超音波凝固切開装置の先端

- 先端の金属ブレードが55,000回/秒の往復振動をすることで，摩擦熱で組織温度が上昇する．把持部分の組織の蛋白質が変性し，血管を閉塞し，凝固を行いながらブレードの振動で組織を機械的に切離する[1]．
- 現在，❶ハーモニック®（HARMONIC®：Ethicon, Inc., Johnson & Johnson社），❷SONICISION™（Covidien社），❸ソニックビート（Sonicbeat：オリンパス株式会社）などが発売されているが，いずれも基本原理は同じである 図2．

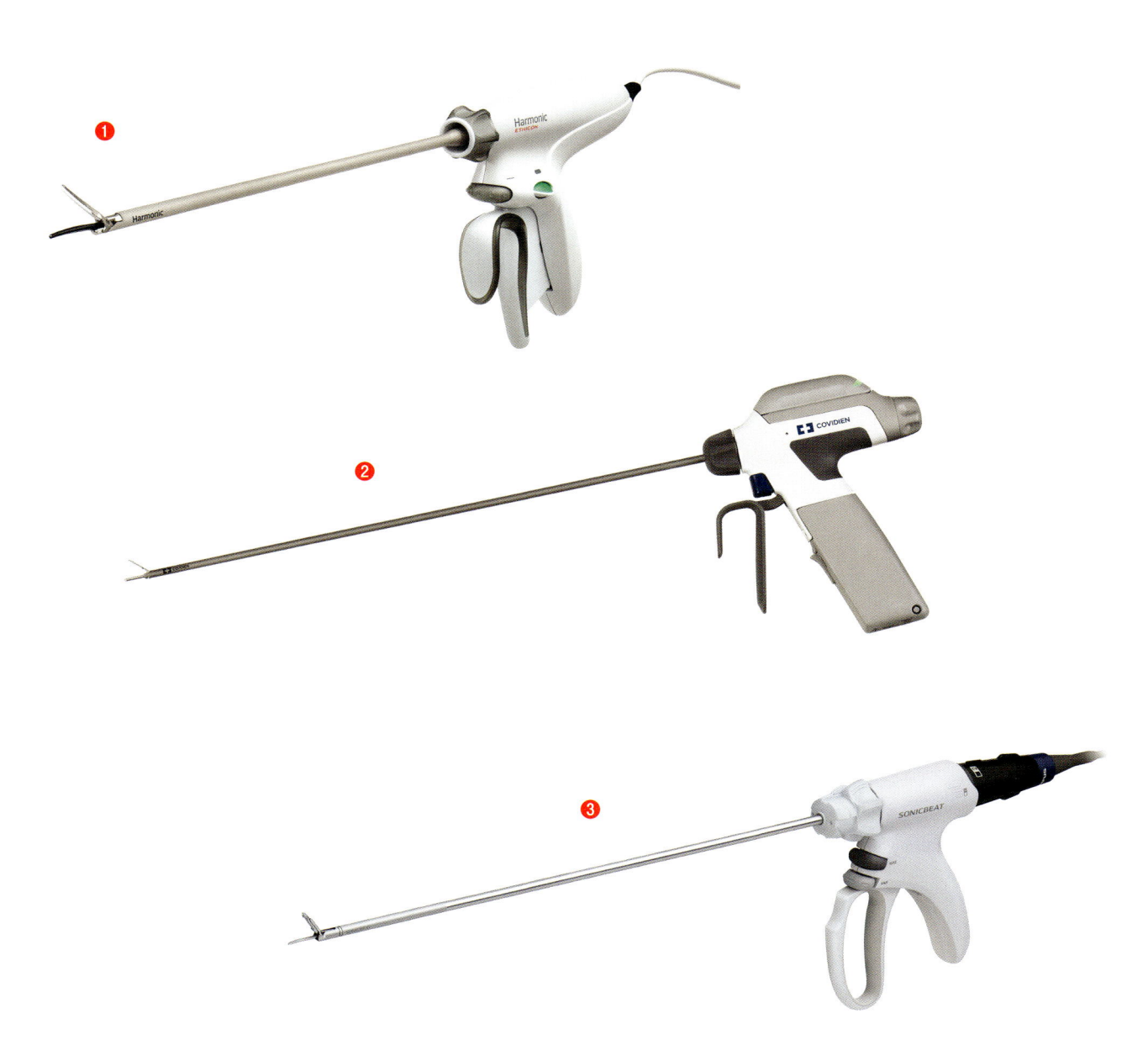

図2 超音波凝固切開装置の種類
❶ HARMONIC®.（写真提供：ジョンソン・エンド・ジョンソン株式会社）
❷ SONICISION™.（写真提供：コヴィディエンジャパン株式会社）
❸ Sonicbeat.（写真提供：オリンパス株式会社）

〈特徴〉
- 超音波凝固切開装置は，組織や血管の凝固切離も可能である．近年，各機種の改良が行われ，凝固能は向上し，直径5mm径までの動静脈やリンパ管も凝固切離できるとされている．

実際の超音波凝固切開装置に関連して用いられる"キャビテーション（cavitation）"と言う用語に混乱がみられている．流体力学などの分野では，液体の流れの中で短時間での圧力変化により気泡の発生と消滅が起きる物理現象で，強い衝撃波が出る場合もある．臨床現場においての"キャビテーション"とは，脂肪などの比較的疎な組織層にスポンジ状に泡立つような変化が広がる現象を言うことが多い．この現象では，懸念される強い衝撃波は発生せず，ごく近傍のみの発生である．臓器損傷の可能性はほぼないと言われている[2]．

また，術中の合併症の中には，アクティブブレード先端が直接接触して組織に穴を開ける"ドリリング"という操作をキャビテーションによる損傷と誤認している場合もあると言われている．

キャビテーション

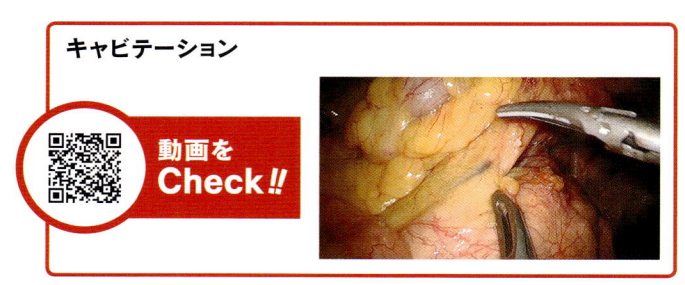

動画を
Check!!

https://gakken-mesh.jp/app/webroot/ds/001bos/2-3-1.html

≫ 血管シーリング装置（bipolar electrosurgical devises）

〈原理〉

- 血管シーリング装置は，バイポーラの止血機能と同様に熱による組織融合を行って血管をシールする（血管壁そのものを癒合させる）システムである．
- 2つの電極に挟まれた組織の間に低電圧の連続電流を流し，ジュール熱のみで組織の凝固を行う．組織が融合して強固なシールができ，7mm径までの血管シールが可能である．先端形状や電流パターンの改良で機種ごとに特徴が異なる．
- 現在，LigaSure™（Covidien 社）**図3**❶，エンシール®（ENSEAL®：Ethicon, Inc., Johnson & Johnson 社）**図3**❷などが発売されている．

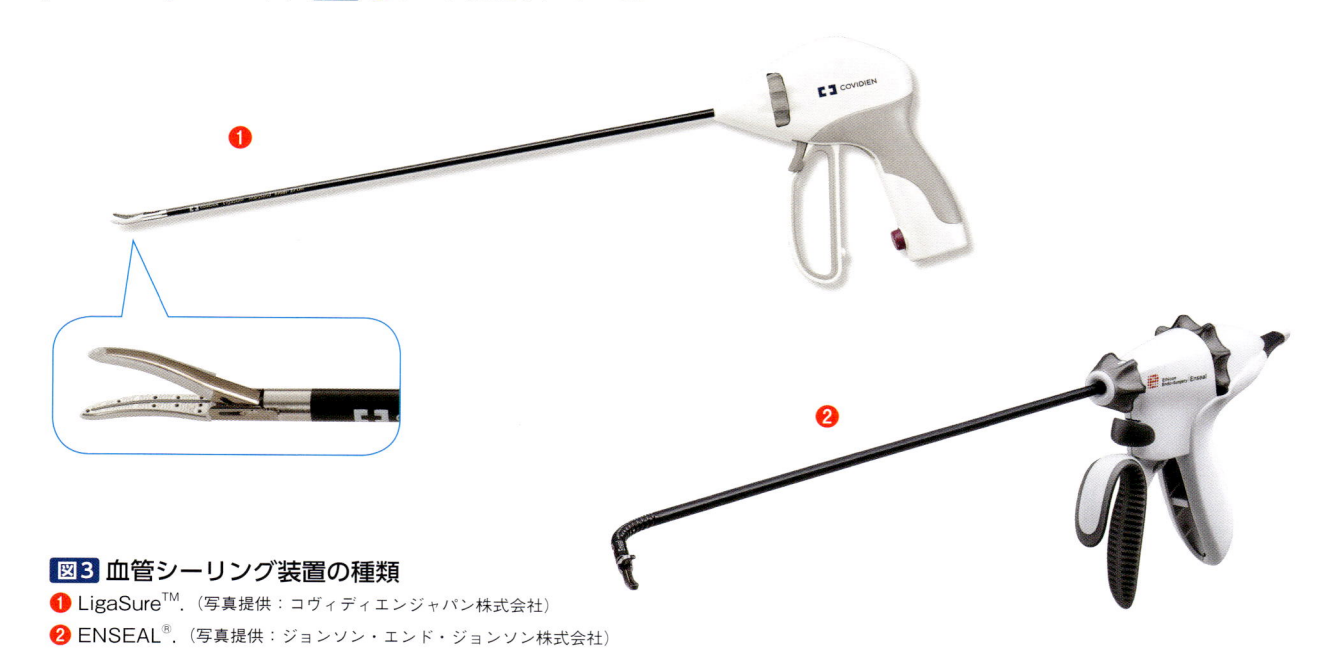

図3 血管シーリング装置の種類
❶ LigaSure™.（写真提供：コヴィディエンジャパン株式会社）
❷ ENSEAL®.（写真提供：ジョンソン・エンド・ジョンソン株式会社）

〈特徴〉
- 組織効果（細胞の乾燥．蛋白質の変性）を自動的にコントロールしている．
- 初期抵抗値を測定し，連続的なフィードバックにより適切なエネルギーが供給される仕組みがある．組織効果が完了すると，自動的に停止する．

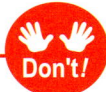

> 血管シーリング装置は，超音波凝固切開装置と比較すると低く100℃程度であるが，組織の凝固が進み，抵抗値が上がると電流は抵抗の低い電極の外側に流れる（側方への熱損傷：マッシュルーム現象）．
> この現象は，旧式な血管シーリング装置に発生しやすく，周囲組織への熱損傷は超音波凝固切開装置より広い可能性がある[3]．

≫ 超音波凝固切開装置と血管シーリング装置の融合器

〈原理〉
- 超音波凝固切開装置と血管シーリング装置の融合器とは，超音波凝固切開装置にバイポーラエネルギーを融合させているものである．アクティブブレードと金属製のジョーの間にバイポーラ高周波電流が流れ，中央の絶縁されたティッシュパッドとの間で超音波による凝固切開が行われる．
- 現在（2019年5月），サンダービート（Thunderbeat：オリンパス株式会社）が発売されている 図4 ．

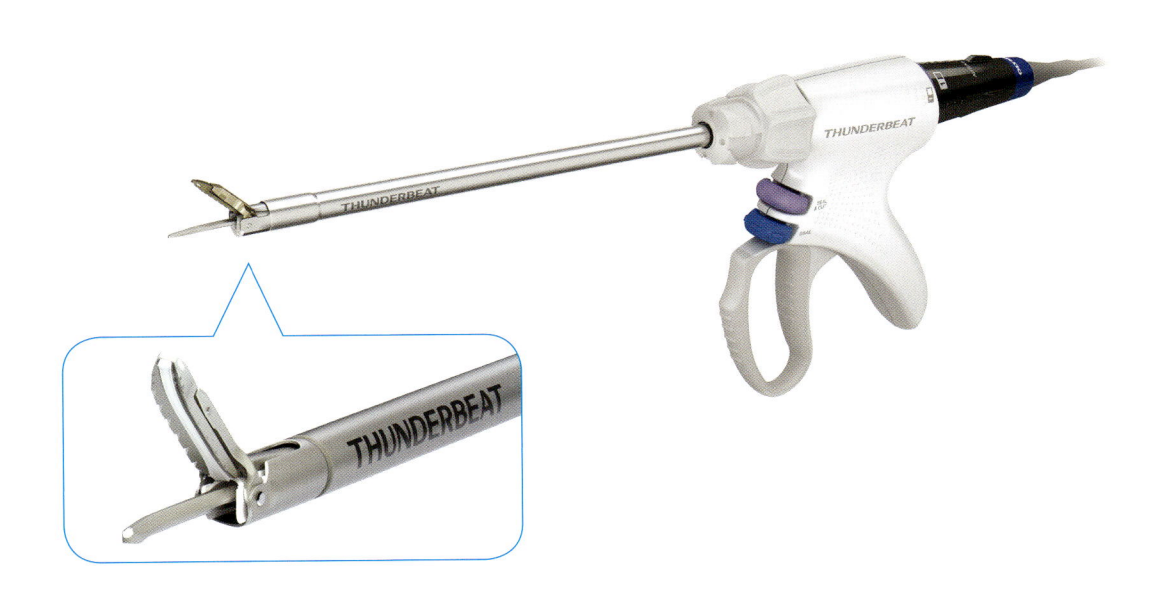

図4 Thunderbeat
（写真提供：オリンパス株式会社）

〈特徴〉
- 従来の摩擦熱による凝固切開にバイポーラエネルギーのシール能力が加わったことで，止血しながら迅速に組織を切開することが可能になった．7mmまでの血管がシール切開可能とされている．

〈温度上昇による周囲組織の熱損傷〉

● 超音波凝固切開装置の先端部分は，200℃程度に上昇することがある．特に，切離完了時のアクティブブレードの温度が高く，空打ちが原因とも言われる．

● また，冷却するまで，ある一定の時間が必要であるため，連続使用（余熱〈蓄熱〉がある状態での使用はさらなる温度上昇を引き起こす）は注意が必要である．先端が蓄熱した状態で，剥離操作や腸管の把持などは避けるべきである．

● 最近は，本体がエネルギー供給を自動調整するオーバーヒートコンロトール機能がある製品も開発されている．

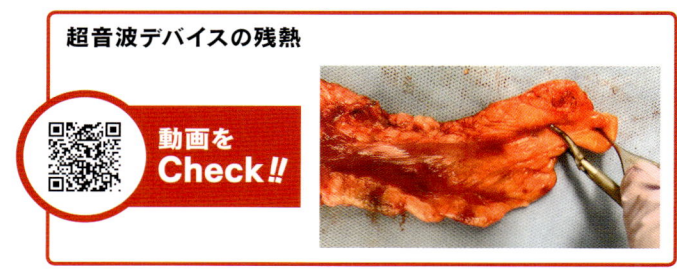

超音波デバイスの残熱

動画を Check !!

https://gakken-mesh.jp/app/webroot/ds/001bos/2-3-2.html

〈ミスト対策〉

● ミストは，特に超音波凝固切開装置で発生しやすい 図5．

● 血液など液体で浸水した状態で使用してはいけない．さらに，ジョーの間に付着した組織をこまめに取り除く，内臓脂肪の多い症例では血管シーリング装置を使用するなどが重要である．

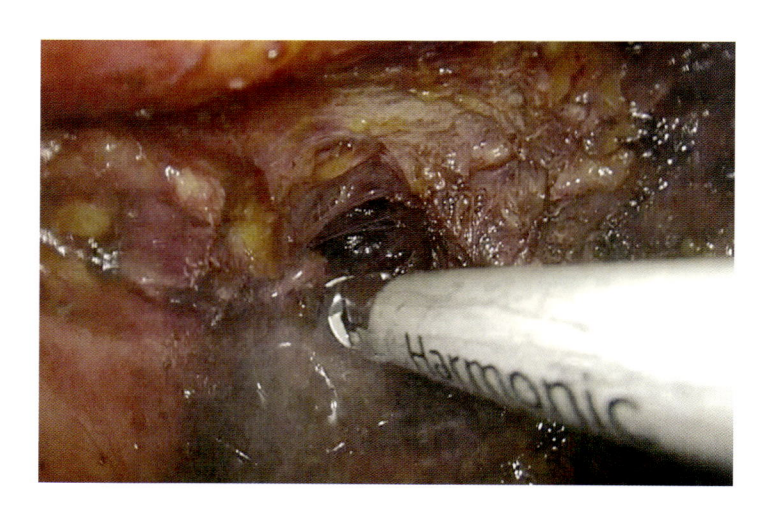

図5 ミスト発生

〈ティッシュパッドの破損〉

● 空打ちが続くとティッシュパッドに異常高熱が発生し，摩耗や破損の原因になる 図6．

● 適切なテンションをかけて切開し，組織が切開されたらすぐに止めることが重要である．

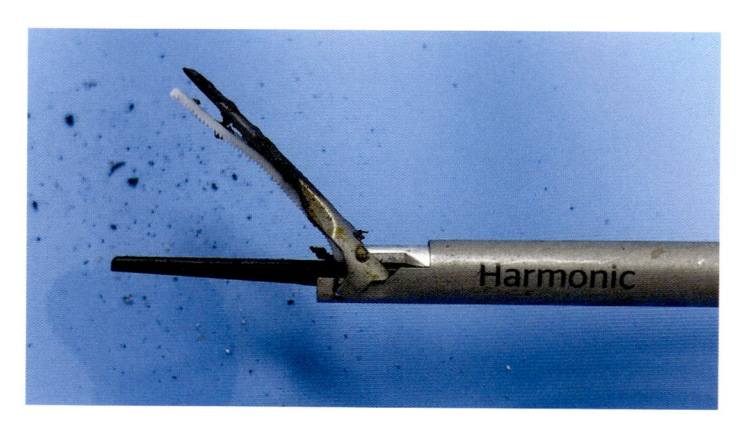

図6 ティッシュパッドの破損

安全な手術を行うためのポイント

- 超音波凝固切開装置と血管シーリング装置は，現在の腹腔鏡下手術になくてはならない医療機器となっている．それらの進歩は目覚ましく，外科医はその機能を十分に理解する必要がある．しかし，その使用方法を学ぶ機会は必ずしも多くない．
- 各社，装置の長さや太さ，さまざまな先端形状など，種類が数多くある **表**．また，シャフト部分が屈曲可能な製品もある．装置の選択は使用目的ばかりでなく，患者体型（特に肥満度）を考慮する．
- それぞれの機器の特徴や注意点などを理解，把握し，正しく使用することにより，十分なシーリングが可能となりまたキャビテーションや余熱による副損傷を回避できる．適切な機器選択や正しい使用法により，安全かつ効率の良い手術が可能となる．

表 各種装置の特徴

	超音波凝固切開装置	血管シーリング装置	超音波凝固切開装置と血管シーリング装置の融合器
特徴	熱源：組織との摩擦熱 シーリング能力：5mm	熱源：ジュール熱 シーリング能力：5mm	熱源：組織との摩擦熱＋ジュール熱
切離と凝固の原理	超音波による摩擦熱で切開	ジュール熱により組織を凝固	超音波による摩擦熱とジュール熱で凝固切開
メリット	組織の抵抗に関係がない	キャビテーション発生なし 温度上昇は100℃程度	切開速度が速い
デメリット	ミスト発生 キャビテーション 200℃まで温度上昇	切開時ツーアクション必要	キャビテーション 200℃まで温度上昇
対象機器	HARMONIC® 図2 ❶ SONICISION™ 図2 ❷ Sonicbeat 図2 ❸	LigaSure™ 図3 ❶ ENSEAL® 図3 ❷	Thunderbeat 図4

文 献

1）Bittner JG IV, Varela JE, Herron D. Ultrasonic Energy Systems. In: The SAGES Manual on the Fundamental Use of Surgical Energy（FUSE）. Feldman LS, Fuchshuber PR, Jones DB ed. Springer; 2012. 123-32.

2）橋本俊介，龍岡穂積，松原久裕，ほか．超音波凝固切開装置のキャビテーションによる生体傷害作用の検討．日鏡外会誌 2010; 15: 175-81.

3）Park CW, Portenier DD. Bipolar Electrosurgical Devices. In: The SAGES Manual on the Fundamental Use of Surgical Energy(FUSE). Feldman LS, Fuchshuber PR, Jones DB ed. Springer; 2012. 93-106.

索引

ビジュアルサージカル

消化器外科手術 手術の基礎知識
イラストと動画で学ぶ手術の基本

2019 年 9 月 30日　　第 1 版　第 1 刷発行

編　集	上西　紀夫	正木　忠彦
編集委員	上西　紀夫	正木　忠彦
	山本　雅一	遠藤　格
発行人	影山　博之	
編集人	向井　直人	
（企画編集）	谷口　陽一	
発行所	株式会社 学研メディカル秀潤社	
	〒141-8414 東京都品川区西五反田2-11-8	
発売元	株式会社 学研プラス	
	〒141-8415 東京都品川区西五反田2-11-8	
ＤＴＰ	株式会社センターメディア	
印刷・製本	凸版印刷株式会社	

この本に関する各種お問い合わせ先
【電話の場合】
● 編集内容については Tel 03-6431-1211（編集部）
● 在庫については Tel 03-6431-1234（営業部）
● 不良品（落丁，乱丁）については Tel 0570-000577
　学研業務センター
　〒 354-0045　埼玉県入間郡三芳町上富 279-1
● 上記以外のお問い合わせは Tel 03-6431-1002（学研お客様センター）
【文書の場合】
● 〒 141-8418　東京都品川区西五反田 2-11-8
　　　　　　　学研お客様センター
　　　　　　　『ビジュアルサージカル―消化器外科手術 手術の基礎知識』係

©M. Kaminishi, T. Masaki 2019.　　Printed in Japan
● ショメイ：ビジュアルサージカル―ショウカキゲカシュジュツシュジュツノキソチシキ
本書の無断転載，複製，頒布，公衆送信，翻訳，翻案等を禁じます．
本書に掲載する著作物の複製権・翻訳権・上映権・譲渡権・公衆送信権（送信可能化権を含む）
は株式会社学研メディカル秀潤社が管理します．
本書を代行業者等の第三者に依頼してスキャンやデジタル化することは，たとえ個人や家
庭内の利用であっても，著作権法上，認められておりません．

編集担当：谷口陽一
編集協力：梶田庸介
表紙イラスト：株式会社日本グラフィックス
本文デザイン・DTP：株式会社センターメディア